死の自己決定権のゆくえ

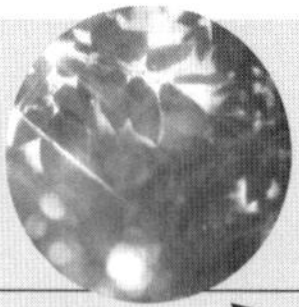

尊厳死・「無益な治療」論・臓器移植

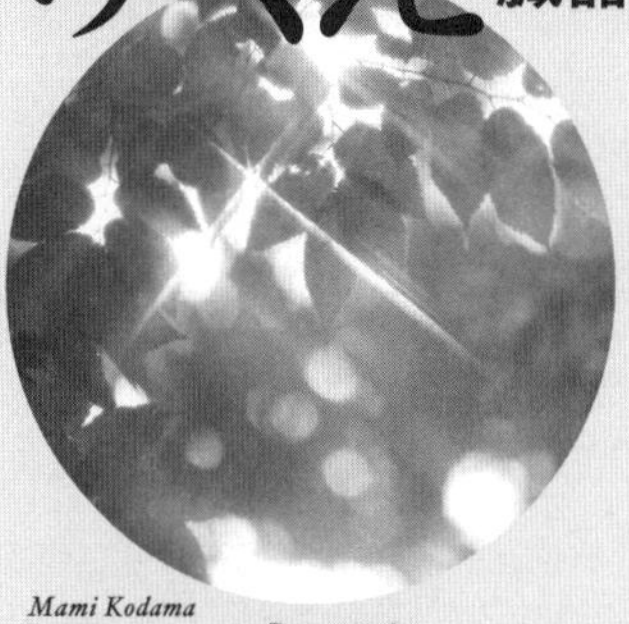

Mami Kodama
児玉真美

大月書店

本書の注に掲載した関連サイトのURLは、著者のブログ「Ashley事件から生命倫理を考える」http://blogs.yahoo.co.jp/spitzibaraの中の「拙著『死の自己決定権のゆくえ』について」書庫にリンク一覧を設けてあります。

まえがき

　私がインターネットで英語ニュースを読み始めたのは２００６年の6月。ときたま取材記事を書いていた介護関係の雑誌の編集部から、英語が読めるならネットで介護と医療に関連したおもしろい話題をひろって連載を書いてみないか、と提案があったのがきっかけだった。毎月の連載記事を書けるほど英語で情報収集ができるか不安に思いつつ、まずは英語圏のいくつかの新聞のサイト・チェックを日課にしてみた。そして、すぐさま、とんでもないスキャンダルと出くわした。

　それは、ニューヨークの葬儀屋がバイオ企業と結託し、遺体から人体組織を抜いては闇で流していた、という事件――。何年にも及ぶ抜き取りが発覚したのは1年半も前のことなのだけれど、ちょうどその頃に事件の全容が明らかとなり世界中に衝撃を与えていた。ごく気軽に英語ニュースをブラウズしに行った私がいきなり直面したのは、捜査のために墓から掘り出された被害者の腰部レントゲン写真だった。骨盤から本来なら大たい骨が続くはずのところに、ストンとのっぺらぼうに写っていたのは配管パイプ――。この遺体は棺《ひつぎ》に安置されたとき、骨を採る目的で両脚が切り取られて、その代わりに骨盤に取り付けられたパイプの上にズボンをはかされていたのである。なんとも異様な、薄気味の悪い写真だった。[1] 葬儀屋は葬儀ホールのバックルームでエンバーミング（土葬のための腐敗防止処置）を行う際に、死後48時間以内の採取で使用可能な皮膚、骨、腱、心臓の弁などを無断で採っては、元口腔外科医が経営するバイオ企業に流していた。４人が逮捕されたが、一味が安全性の検査もせず闇で流した人体組織は発覚までの5年間に医療製品に加工され、米国以外の国々にも出回った。その結果、歯科や整形外科の治療でこれらの製品を使われた患者の中には梅毒、ＨＩＶ、肝炎などに感染する被害者が続出し、カナダやニュージーランドで集団訴訟が起きていた――。

　日常的な医療の安全性が脅かされるほどの世界規模のスキャンダルが起きているというのに、なぜ日本では報道されないのだろう……。私はいぶかしく思いつつ連載の第2回目でこのスキャンダルを紹介した。

　２００６年10月のパキスタンの大地震の際には、瓦礫《がれき》の山をうろついていた臓器泥棒が４人逮捕された、というニュースもあった。彼らが手にしていた冷蔵ボックスの中には人の臓器が15個。それだけでも衝撃だったのだけれど、このニュースの周辺を検索してみると、臓器を求めて被災地に群がったのは臓器泥棒だけではなかった。被災者の中には困窮から腎臓や眼を売ろうとする人たちがいて、避難所ではブローカーが暗躍していた。さらに検索を進めると、地震以前から、パキスタンは自国のメディアにまで「腎臓バザール」と揶揄《やゆ》されるほどに、貧困層では生活のために腎臓を売る行為が日常化しているのだった。売買が禁止されていないために慢性的な債務に苦しむ農民が腎臓を売る。そしてレシピエント（提供される側）が支払う金額のごく一部を手にした後、多くは体調を崩し、さらなる貧困へと追いこまれていく——。

中国政府は2006年11月に、死刑囚から臓器を摘出しては、その多くを外国人に売ってきたことを公式に認めたし、他にもネットで「臓器が買える国」として名前が挙がっていたのはフィリピン、インド、ベルギー、キューバなど。すでに臓器売買はグローバル世界では公然の秘密となっていた。

その一方、そんなふうに貧困層が喰いつめて臓器を売らざるを得なくなっている国々で、先進国の富裕層をターゲットにした医療ツーリズムが国策として推進されていた。背景には、医療改革が追いつかず医療制度が行きづまりを見せている欧米先進諸国の事情がある。医療ツーリズムの最先端を行くインドでは、政府がＩＴに次ぐ次世代の成長産業と位置付けて民間医療サービスへの助成にも力を入れる。インド最大の医療コンツェルン、アポロ病院はまるで宮殿のようだ。そこに世界中から富裕層が集まって、安くて便利で至れり尽くせりの優雅な療養生活を送る。

しかし、そのアポロ病院からほど遠く、インド国民の3分の1が暮らすという田園地域では、農民の自殺が相次いでいた。国際競争力を付けるためにと米国からもたらされたバイオテクノロジーの種子や肥料は、一度使うと買い続けなければならない。一方、米国は自国の農家に巨額の助成を続けるために綿の価格は下落。インドの零細な農家が生き残るには高利貸しから借金を重ねるしかなく、灌漑《かんがい》施設も災害保険も不備な中でひとたび娘の結婚（インドでは結婚の際に女性側が多額の持参金を用意しなければならない）や不作な年があれば完全なお手上げ状態だ。２００３年には１万７０００人以上の農夫が自殺したという。「インドでは簡単に治療できるはずの下痢で命を落とす人が年間60万人。結核で死ぬ人が年間50万人。人口１万人あたりの医師の数を比較すると、英国の18人に対してインドは４人だ。もっと自国民の健康増進に力を入れろ！……と、インドのお医者さんたちは怒っている」[2]と、私はその回の連載を締めくくった。

　世界はいつの間にこんなに恐ろしい場所になっていたんだろう……。呆然《ぼうぜん》とするような思いで英語ニュースのチェックを日課とするうち、２００７年の年明け早々に出会ったのが米国の「アシュリー事件」だった。６歳の重症心身障害児アシュリーからＱＯＬ（生活の質）の向上を目的に子宮と乳房を摘出、ホルモンの大量投与によって身長の伸びを抑制した、という事件である。アシュリーと似たような障害像の娘を持つ私にとって、この事件は毎日のニュース・チェックの目的をそれまでの連載のネタ探し作業から、がらりと変えてしまう大きな出来事だった。私はアシュリー事件を追いかけるためのブログを立ち上げた。そして、世界で起こっていることを自分で確かめるために、インターネットという小さな窓から身を乗り出すようにして日々のニュースを読むようになった。

　それから６年あまり経った現在、世界はさらに恐ろしい場所へと急速に変貌《へんぼう》しつつあるのではないか、という気がしてならない。数年前までは、日本では想像もつかないような出来事の数々にイチイチ驚愕《きょうがく》しながらも、まだどこかで「海の向こうの出来事」だと思っていたのだけれど、ここ数年、そうとばかり言っていられなくなってきた。そもそも、これだけグローバル化した世界の中で、日本だけが世界で起こっていることと無縁でいられるわけもない。「海の向こうの恐ろしい出来事」は、日本に向かって急速に包囲網を狭めてきている。

世界で起こっていることの詳細が日本でももっと広く知られるべきではないのか――。初めてそれを強く意識したのは、２００９年の脳死臓器移植法改正議論の際だった。そして２０１２年、日本で尊厳死法案が作られて議論となった際にも、同じことをさらに強く思った。尊厳死法制化の議論でも、脳死臓器移植法改正議論でもそうだったように、「日本は欧米先進国よりもはるかに遅れている。早く世界水準に追いつかなければならない」という主張がくり返される。その一方で、安楽死や自殺幇助《ほうじょ》が合法化された「先進国」で一体なにが起こっているのかが詳細に紹介されることはない。

世界の死の自己決定権の周辺では何が起こっているのか。死の自己決定権は一体どこへ向かおうとしているのか――日本の尊厳死法制化の議論を念頭に置きつつ、「無益な治療」論や臓器移植とのつらなりも射程に展望してみたい。

【注】

（１）http://usatoday30.usatoday.com/news/health/2006-06-11-tissue_x.htm

（２）「世界の介護と医療の情報を読む」第５回『介護保険情報』２００６年11月号。

目次

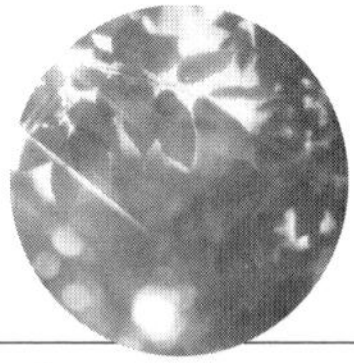

第1章

死の自己決定権をめぐる議論

1　日本の尊厳死議論

●良い死に方

先日、私たち夫婦にとって身近な方が亡くなった。仕事の後で町に飲みに出たその人は、数時間カラオケを楽しんでスタンドを出たところで知り合いと出くわし、路上で立ち話をしている途中で倒れて、そのままだったという。高齢で持病もあったけれど、毎週ゴルフに出かけるほど元気な生活ぶりだったので、夜半の電話に私たち夫婦は言葉を失った。

それから数日間、突然の訃報を受け止めかねる衝撃の中で、多くの人が「しかし、良い死に方をしたものだなぁ」と語り合った。なにしろ、死の数分前まで当たり前の生活を送っていたのだ。自分が間もなく死ぬなんて露《つゆ》ほども知らず。長い闘病生活を余儀なくされるわけでもなく、痛苦に難儀することもなく。高額な治療費に頭を悩ませることもなく。寝ついたり身体が不自由になることもなく、したがって介護で家族に負担をかけることもなく。自分も苦しまず、家族に迷惑をかけることもなく、ある日突然ぽっくり逝《い》けるなら、それはなんてうらやましい死に方だろう――。そんな想いを込めて、人は「良い死に方をしたものだなぁ」とその人を悼《いた》み、もう決して若くはない自分の死のことを思う。

我々の多くは滅多なことではそんな死に方なんてできないことを知っている。だからこそ、「良い死に方をしたものだなぁ」という言葉には、いっそう色濃い詠嘆《えいたん》とうっすらと羨望《せんぼう》まで滲《にじ》むのだろう。8割の人が病院で死んでいく時代だという。たいていの人が、自分の死を考えるときには病院での死を頭に思い描くのだ。

「濃厚治療」「過剰医療」「スパゲティ症候群」などの言葉を聞くようになったのは、いつのことだったろう。ずいぶん前のことだったような気がする。進行する病気の痛苦にまともに対応してもらえず、身体が受け付けなくなっているのに点滴で全身を水浸《びた》しにされたり、もう余命いくばくもないというのに人工呼吸器と経管栄養で全身チューブだらけにされて、苦しいだけの生をいたずらに引き伸ばされたり、いまわの際にも、なお家族が部屋から追い出されて肋骨《ろっこつ》が折れるほどの心肺蘇生《そせい》を強行されたり……。そんな病院でのがん死の悲惨さが批判的に語られ始めたのは、日本にホスピスができ始めた頃ではなかったろうか。山崎章朗の『病院で死ぬということ』という本が日本中に衝撃を与えたのは1990年のことだ。私も読んで感銘を受け、何冊か関連の本を読みあさった記憶がある。柏木哲夫の講演を聞きに行ったこともあった。そうした先駆的な医師らの尽力によって日本中にホスピスが整備されていった。その後、緩和ケアの重要性が説かれ、身体だけでなく死にゆく患者のスピリチュアルな苦悩までをふくめて、患者を全人的にケアする必要が議論されてきた。

それでもまだ、私たち一般人は怯《おび》えている。病院で死ぬことを安らかな体験にしようという機運が日本中に高まっているように思えた90年代よりも、さらに怯えていると言ってもいいかもしれない。書店に行くと、「死」や「死ぬこと」をテーマにした本がずらりと並んでいるし、そこでは死に方にも、尊厳死、平穏死、自然死、満足死など、さまざまな名前が付けられている。まるで「いかに死ぬ（死なせる）べきか」が国民的な関心事になったかのようだ。それらの本によると、科学とテクノロジーが進み、医療が高度に専門分化されたおかげで、人は簡単には死ななくなった。そのため、今なお「死は医療の敗北」と捉える延命至上主義の医師らに機械的に胃ろうを作られ、人工呼吸器をつけられて、すでに意識すらないと見える寝たきりの高齢者が、病院にはずらりと並んでしまった。そんな姿でただ肉体として生かされていることに、人間としての尊厳があるのだろうか——。それらの本は、そう問いかける。それに呼応するかのように、人びとが「延命治療はしないでほしい」「余計なことは一切せず尊厳のある平穏な死を」と自分の思いを語る声にあちこちで触れるようにもなった。

自分がいずれ死ななければならないことを考えると、私もやはり尊厳ある死を迎えたい。その死はなるべく苦しみのない、穏やかなものであってほしい。もうどうしたって間もなく死に向かうことを止められないのに、それでも「治療」だといって痛いことや苦しいことを無理やりやられてしまうなんて、想像しただけで耐え難い。そんなのは勘弁してほしい。

「家族がさんざん苦しみ抜いて死んだから、自分はあんな死に方をしたくない」という人の話もいろいろ聞いてきた。友人の一人は、父親が亡くなる前の数日間あまりに痛みに苦しむので、鎮痛剤を増やしてほしいと求めたところ、看護師に「他の患者さんはみんなこのくらいは我慢していますよ」と突っぱねられた、という。のたうち苦しんでいる父親を「お父さん、薬は増やせないんだって。がまんして」となだめながら、じっと付き添っているしかなかったつらさが、今でも彼女のトラウマになっている。自分の愛する人が目の前で痛みに苦しみもがいているのに、それをどうしてあげることもできないのは、本当に切なく、身もだえするほどやりきれないことだ。家族は、愛する人の痛みをそのあいだずっと、我が身に引き受けて一緒に耐えているしかない。

私にも似たような体験がある。幸いなことに命は助かったけれど、重い障害のある娘がかつて腸ねん転の手術を受け、術後の経過が思わしくなかったときのことだ。ただでも痛苦に耐えている娘にさらに痛みや不快が強いられる場面に、医療とはこんなにもむごく無残なものか、と絶望する思いになった。もし万が一にも、このまま助からないのなら、もう無駄に苦しめるのはやめてほしい、いっそこのまま楽に死なせてやってほしい、と痛切に願った場面が何度もあった。このままこの子を病院から連れ出して、どこかの山に入って一緒に死ぬしかないのだろうか、と思いつめた晩もあった。

愛する人が無残に苦しみながら死んでいくのをなすすべもなく見守るしかなかった人たちが、自分はあんな死に方をしたくないと考えるのは当たり前のことだと思う。そんなむごく無残な医療はもういい、もうどうしたって助からないなら余計なことはせずに穏やかに死なせてほしい。

誰だって、それが願いというものだろう。

その一方で、私には、あのときの体験からずっと、こだわり続けていることがある。いっそこのまま死なせてやってほしいと痛切に願ったとき、私は我が子の死を望んだのだ……という思いが、私の中からは消えない。一方には、もちろん、娘が助かったとやっと確信できたときに心の底から安堵した自分、今ここに娘が元気で笑顔で暮らしていることをこの上なくありがたいと感じる自分がいる。そのどちらもが、自分という同じ一人の人間の中に共存していた、ということについて、もう10年以上ぐるぐると考え続けている。だからなのだろうか、「尊厳死」や「平穏死」が志向すべき〝良い死に方〟として語られるたびに、いつもそこになにかすっきりと割り切れないものを感じてしまうのは。

その違和感はいったい何なんだろう……と心に引っかかりを覚えつつ、そのありかが私には長いあいだはっきりとつかめずにいた。そんなあるとき、友人の言葉にはっとさせられたことがある。

「最近の医療って、やるべきことを十分にやりもせずに、さっさとあきらめるのよ」。

親戚の年寄りが病気になったときの体験を、彼女はそんな憤慨を込めた言葉で語り始めたのだ。その言葉は、私に鮮烈に響いた。それまで「余計なことはしないでほしい」という方向の言葉ばかりを聞いているような気がしていたところに、「十分やらない」との批判はまるきり逆方向を望む言葉だった。多くの人が「やらなくていい」「さっさとあきらめてほしい」と言っているときに、彼女は「もっとやるべきだ」「あきらめるのが早すぎる」と言っているのだ。

友人がそれから語ったことによると、「やるべきことを十分にやりもせずに、さっさとあきらめる」と怒っているのは、まだ口から食べられるのにさっさと胃ろうにしようと医師から提案されたことなのだった。彼女は果敢にも「ていねいに食べさせれば、まだ口から食べられます」と医師に抗議した。すると医師は怒りだし、「今はこうしないと病院経営が成り立たない時代なんだ」と言い放ったという。結局、病人は胃ろうをつけずにケアしてくれる病院を見つけて転院させたのだけれど、彼女は当初の病院のケアに対する姿勢は基本のところがまちがっている、と怒っているのだった。

そんな劣悪なケアの姿勢だから、その病院の高齢患者はどんどん胃ろうにされて、その途端に別の諸々の機能まであっという間に低下し、すぐに何も分からない寝たきり状態になっていた。その病院には、もう何も分からないのに、管をぶら下げられて機械的に時間がきたら栄養を入れられ、肉体として生かされているだけの高齢者がずらりと並んでいて、ぞうっとした――。

憤りを込めてそんなふうに語った後で、私の友人は強い口調で言った。

「私はあんな目に会いたくないから、あんなになるくらいなら、その前に余計なことはせずに死なせてほしいわ。あんなになるくらいなら、できたら麻酔をかけて眠っているうちに死なせてほしいくらいよ」

え……？　私の頭は、ここへきていきなり混乱をきたした。「もっとやるべきだ」という主張だったはずの彼女の言うことが、わずかな時間のあいだに「余計なことはしないでほしい」「さっさとあきらめてほしい」という主張に変わってしまった……。ちょっとしたマジックでも見せられているような気分だった。どうして「もっとやるべきだ」が、あっという間に「やらないでいいから、さっさと死なせて」に化けてしまうの……?

同時に、ここにある飛躍こそ、自分がずっと感じてきた違和感のありかではないか、という直感があった。

●尊厳死法案

私の友人のように「私は余計なことをせずに、さっさと死なせてほしい」と言う人たちの中に、2012年に、日本で尊厳死を法制化するための法律案が作られたことを知っている人は、果たしてどのくらいいるだろうか。最終的には政局が混乱して提出には至らなかったが、超党派で作られた「尊厳死法制化を考える議員連盟」（会長、増子輝彦・民主）によって「終末期の医療における患者の意思の尊重にかんする法律案（仮称）」が第1案、第2案と用意された（巻末に資料として収録）。法案作成を中心になって担ったのは、これまでも尊厳死法制化とリヴィング・ウィル（事前指示書）普及に向けた活動を続けてきた日本尊厳死協会である。

法案では、終末期を「傷病について行い得るすべての適切な医療上の措置（栄養補給の処置その他の生命を維持するための措置を含む。以下同じ）を受けた場合であっても、回復の可能性がなく、かつ、死期が間近であると判定された状態にある期間」と定義し、医師２人以上で判定することとした。15歳以上の患者が終末期の延命措置を拒否する意思を書面に残していれば、それに従った医師は法的責任も行政上の責任も問われない。第1案は許容範囲を延命措置の不開始に限定し、第2案は中止もふくめた。

これを聞くと、「延命治療を拒否して尊厳死や平穏死をしたい」と考えている多くの人は、「私は尊厳死に賛成なのだから、尊厳死の法制化にももちろん賛成」と、すぐにも賛同するのかもしれない。しかし、コトは命にかかわる大問題である。本当にそれほどシンプルに結論を出してしまっていいのだろうか。２０１２年の２つの法案をめぐっては、日本中の障害者や難病患者の団体や日本弁護士連合会などから批判声明が続き、反対運動が起こった。日本医師会も慎重な姿勢を取り、尊厳死法制化の運動からは距離を置いている。その議論では、いったい何が問題となったのだろうか。いくつかの論点を簡単に振り返ってみたい。

●尊厳死が法制化されることの意味

まず私自身、ハッとさせられたのは、尊厳死の是非と尊厳死法制化の是非とは別の問題だ、との指摘だった。法制化に反対する人の中には、尊厳死には賛成だけれども、それを法律で決めてしまうことには反対する、という人が少なくない。個人の死生観の問題に対して法律による、つまり国家による拘束がかかることには抵抗感があるという人たちだ。死に方はその人の生き方そのものであり、生き方と同じく死に方も本人だけのもの。尊厳死についてはは個々にさまざまな思いや意見があり、その点で尊厳死は一人ひとりの自由な意思決定の問題だとしても、それを法律で定められるとなると、それは一人ひとりの問題を超えて、多様な人が生きている社会そのものの価値意識やあり方に大きな影響を及ぼし、それらを規定することになる。

そう言われて初めて気付いてみると、確かに法案の第三条には「国及び地方公共団体は、終末期の医療について国民の理解を深めるために必要な措置を講ずるよう努めなければならない」とある。この条項を改めて読みなおしたときに私の頭に浮かんだのは、脳死臓器提供の問題だった。脳死からの臓器提供もまた個々人が自らの死生観や生き方の中から自由意思で決める問題だ（2009年の法改正から本人意思が不明な場合には家族同意で可能となった）。しかし、臓器提供では、脳死を人の死と認める法律ができると、厚労省の関連予算を使った普及啓発の一環で、まさに「国民の理解を深めるために必要な措置」として、子どもたちに向けた「いのちの教育」が広がっている。「いのちの贈りもの　あなたの意思で救える命」というタイトルのパンフレットが全国の中学生に配られ、2012年度には「道徳教育や総合的な学習の時間などで臓器移植を題材とした授業が行われるよう」、教職員を対象に「いのちの教育セミナー」が3回開催されている(1)。なるほど、国が法律で定めるというのは、こういうこと、その後のこの国のあり方を大きく方向づけることなのだ。

●自由な選択の保障

そのために、法制化されることによって、「尊厳死を選ぶ自由」が事実上「尊厳死を選ぶ義務」になっていくのではないかと懸念する人たちがいる。たとえば家族への介護負担を申し訳なく感じている重い障害のある人や、医療や介護の経済的な負担を担えない人たちに、本当はもっと生きていたくても尊厳死を選ばざるを得ない方向へとプレッシャーがかかってしまうのではないか、と案じる人たちだ。我が国の医療や福祉が十分だと感じている人は少ないだろう。そうした現実の中で、実際に個々人に許される選択肢は限られているのではないか。その限定された選択肢の中から死を選ばざるを得なくなるとしたら、それが本当の意味での個々人の死生観に基づいた自由な意思決定と言えるのか。そういう問題が提起されている。それは、まずは生きられる社会にしてからの話だ、という主張でもある。

日本弁護士連合会は会長声明[2]で、尊厳死法制化の検討の前に、適切な医療を受ける患者の権利やインフォームド・コンセント原則など患者の権利の法制化と、緩和ケア、在宅医療・介護、救急医療などの充実が必要だと訴えている。これもまた、まず医療を受ける権利の方が保障されてからの話だ、という主張だろう。

人の気持ちは変わるものだ、と懸念する人もある。リヴィング・ウィルなどで表示された意思は、あくまでも元気なときに一定の状態になったときの自分を想像して決めたものにすぎず、実際に病気や障害を負った後の気持ちがそれと同じだとは限らない。患者や家族の気持ちや意思

は、ささいな状況の変化で簡単に揺らぎ変わるものだと、体験から語る医師もいる。(3)

●ガイドライン

もちろん、個人的に医療も介護も十分に受けられる状況にあって「自分は尊厳死を望む」という人たちは、重症障害のある人たちや貧乏な人たちを守るために自分が尊厳死できないのは納得できない、と言うかもしれない。では、法制化しなければ尊厳死はできないのだろうか。

尊厳死を推進している人たちは、現在の終末期の過剰医療の原因は、2002年の川崎協同病院や2006年の射水市民病院など、「過去に家族の希望で延命治療を中止した医師が殺人罪で逮捕された歴史」(4)によって医師が萎縮し保身に走るようになったことにあるとして、医師への免責が必要だと主張している。この法案の最も大きな目的は、医師の免責にあるとも言われた。しかし、それら2つの事件とは、延命治療を中止した医師の判断そのものや手続きの妥当性が疑われた事件であることを忘れてはならないだろう。

一方、厚労省の「終末期医療の決定プロセスにかんするガイドライン」(2007年)や日本医師会をはじめ関連学会のガイドラインでも、十分な情報提供と関係者によるていねいな話し合いによって本人の意思を尊重した医療を行う方向が打ち出されている。2012年には日本老年医学会が人工栄養の中止にかんするガイドラインによって、患者の不利益が利益を上回ると考えられるときには不開始だけでなく中止も認めた。(5)日本医師会も「終末期医療の現場は多様で、法律で縛って混乱を招くより、緩やかな指針の方が望ましい[6]」としている。

日本尊厳死協会の副理事長で、多くの著書で「平穏死」を勧めている長尾和宏も自ら「在宅の現場で尊厳死、平穏死、自然死は普通に行われている現状にある」ことを認めている[7]。尊厳死も平穏死も、「法制化しなければできない」わけではない。

●医療費削減のねらい?

それなのに、なぜ今わざわざ法制化なのか。そこに医療費節減のねらいがあるのではないか、というささやきも、巷《ちまた》では聞かれたりする。

実際、2012年のニュース番組で自民党幹事長（当時）による「（どのように社会保障費を削減しますか、との問いに答えて）私は尊厳死協会に入りますよ」との発言があったし、2013年に入ってからも副総理兼財務大臣が「チューブの人間」について「政府の金で（高額医療を）やってもらっていると思うと寝覚めが悪い。さっさと死ねるようにしてもらわないと」と発言[8]するなど、この問題の周辺で政治家による「失言」が相次いでいる。尊厳死の法制化とは結局のところ、国が社会保障費を削減するために、高齢者、障害者、貧乏な人たちに、自らの意思で医療をあきらめてさっさと死んでください、という意図のものなのだろうか。

長尾医師も「胃ろう問題は、『尊厳ある生』という観点からはもちろん、『医療経済』の観点からも論じられる時期に来ているのではないでしょうか[9]」と書いて、医療経済という視点を平穏死の議論に持ち込んでいる。しかし、一人ひとりの患者や家族の思いに沿ったていねいな医療や介護と介護者支援までをふくめた在宅支援として描かれている長尾の「平穏死」が、医療経済の問題解決とすっきり両立するとも思えない。自己決定権の尊重の問題として語られる尊厳死は、医療経済の問題として語られる尊厳死とは本来まったく別の議論だろう。それが両立する議論があるとしたら、それは「患者が安上がりな死に方だけを自己選択・自己決定する」尊厳死の議論でしかなくなってしまう。

●終末期の定義

この2つの法案について、もう少し具体的なところで大きな論点となった問題として「終末期」の定義がある。「死期が間近」であるとは、いったい「どのくらい間近」であることを指すのか。果たして医師には特定の患者の死が「間近」であることを正確に予測できるものなのか。それ以前に、そもそも終末期とは法律で定義できるものなのか。この点については、長尾自身、2012年7月13日の東京弁護士会主催のシンポジウムで、いつからが終末期かを決めることはできない、と発言している。終末期とは患者が死んだ後になって振り返ってから初めて、あのときがそうだったと分かるものでしかない、というのだ[10]。

何が「すべての適切な医療」かについても、患者の病状はさまざまで、複数の病気を併発していることもあり、判断は簡単ではない。たとえば高齢者はちょっとしたことをきっかけに脱水したり急性の病気のために口から食べられなくなることがあるが、わずかな点滴で元に戻ることが多い一方で、医師が何もせずそこで見限ってしまうと、それは「老衰による死への過程」に見えてしまう、と指摘する医師もある(11)。

２人以上の医師の判断という条件についても、さまざまな病気を抱えた患者それぞれについて高度に専門的で複雑な判断を下すには、どのような専門知識と経験のある医師であればよいのか。医師の世界の上下関係や権力構造の中で、２人目の医師の判断に本当に独立性が担保できるのか。一定の年齢を超えたり、一定の重症障害のある患者には積極的に治療する意味がないという持論の医師が、自分と同じ考え方の医師をもう一人見つけてくればいいだけ、ということにはならないのだろうか。

また「回復の見込みがない」とは、どういう状態までの「回復」を指すのか。この点は、「延命措置」の定義の「単に当該患者の生存期間の延長を目的とした医療的な措置」という部分と共に、障害者団体や難病患者の団体からの反発が大きかった点だ。障害は「回復」しないし、医療措置を受けることによって生存できている障害者もたくさんいる。

一方、日本尊厳死協会には90年代に、尊厳死が認められるべき対象者の中に認知症の人もふくめようと試みて、認知症の人たちの家族の会から抗議を受けて取り下げた経緯がある。また、植物状態※は現在も同協会のリヴィング・ウィルの中にふくめられている。しかし、日本尊厳死協会による尊厳死の定義とは、「傷病により『不治かつ末期』になったときに、自分の意思で、死にゆく過程を引き延ばすだけにすぎない延命措置をやめてもらい、人間としての尊厳を保ちながら死を迎えること」（日本尊厳死協会HP）。そこに植物状態をふくめることは「不治かつ末期」という自らの定義を逸脱している。

※日本ではいわゆる「植物状態」と「最小意識状態」を含めて「遷延性《せんえんせい》意識障害」（PDC）とする。日本脳神経外科学会の「遷延性意識障害」診断基準（1972）は、①自力移動不可能、②自力摂食不可能、③簡単な命令にかろうじて応じることもあるが、それ以上の意識疎通は不可能、④意味のある発語が不可能、⑤眼球はかろうじてものを追っても、認識することは不可能、⑥し尿失禁状態　が3カ月以上続くこと。ちなみに「脳死」では、生命維持に必要な脳幹機能を含めた脳のすべての機能が不可逆的に失われており、人工呼吸器を付けても間もなく心臓死に至るのに対して、植物状態では脳幹機能は障害されておらず、大脳の障害にとどまる。

●すべり坂

あるひとつのことが認められてしまうと、それに対する抵抗感が薄れて、だんだんとなし崩し的に周辺の別のことまで許容されていってしまう懸念が、「すべり坂」という言葉で表現されることがある。一歩足をふみ出したとたんに、ずるずると坂道を転げ落ちるように歯止めが利《き》かなくなる比喩である。尊厳死法制化に反対する障害当事者たちの発言に対して、インターネット上で「生きたいオマエに死ねとは誰も言っていない」という反発が出てくることがある。すべり坂が起きるのでは、との懸念は、本当に杞憂にすぎないのだろうか。

私は長尾医師の『「平穏死」10の条件』（ブックマン社）という本を読んだときに、読み進むにつれ「平穏死」の対象者の範囲が一定せず、語られる事例が著者自身の定義をどんどん外れて広がっていくことに、大きな違和感を覚えた。

長尾はその本の前半部分で「不治かつ末期状態に陥り、食べられなくなっても人工的な栄養補給をせずに、自然な死を迎えるのが、平穏死、自然死、尊厳死」（31ページ）と定義し、「全身状態が良好なら終末期ではない」（53、55ページ）とくり返し強調している。延命治療も「不治かつ末期になった患者さんに対して行う医療処置」（49ページ）と断っている。それなら「不治かつ末期」でない人に行う医療は「延命治療」には当たらない、ただの「治療」のはずだ。

ところが長尾はその一方で、高齢の患者について「もはや植物状態ともいえる様相」（23ページ）「認知症末期で自己決定ができない、いわゆる植物状態に近い患者さん」（１６６ページ）などの、科学的な正確さを欠いた表現を頻繁に用いる。それによっていつのまにか「不治かつ末期」でなくとも植物状態に擬してもよい（と長尾が考える）状態の人にも、「延命治療」の差し控えや中止による「平穏死」は容認されていくのだ。

そこにある基準はもはや「不治かつ末期」ではなく、いつのまにか「意識があるかどうか」や「意思表示ができるかどうか」にシフトしている。「こんなことで無駄な医療費を使うのは若い人に申し訳ない」と人工透析を拒否する90歳の患者さんや、瞼《まぶた》でのコミュニケーションで「ころしてください」と訴える全身まひの女性も、共感的に描かれている。「不治かつ末期」は一体どこへ行ってしまったのだろう？

そこでは、「意識がしっかりしていようと、意思表示が自分でできようとも、一定の年齢や障害像になったら、その状態で生きることには尊厳がない」という価値意識による「平穏死」もまた、はっきりと言葉で語られないままに混じり込み、それとなく肯定されてはいないだろうか。

そして、それを抵抗なく読み「あんなになるくらいなら」と口にするとき、私たち自身もまた「不治かつ末期の人」と言いながら、その「あんな」の中に知らず知らずのうちに「植物状態のようになった人」（それは「植物状態の人」ではない）や「認知症の人」、「意識はしっかりしていても寝たきりで全介護状態になった人」をふくめてしまっているのではないだろうか。

すべり坂は、もしかしたらすでに私たちの心の中で起こっているのかもしれない。

●本当の願い

尊厳死や平穏死を語る医師ら（その多くは在宅医や施設医である）の本を読むたびに私がどうしても感じてしまう疑問がある。この人たちの中心的な主張とは、本当は「今の病院の医療のあり方はおかしい」ではないのだろうか。

流れ作業のように治療を行っては患者を次の担当科へと押し出していく、高度に専門分化された病院の医療。今なお延命至上主義や治療至上主義がはびこっているうえ、保身や制度上、経営上の配慮から過剰な医療が行われる患者不在の実態。ていねいに一人ひとりと向き合い、個別ケースごとの判断を細やかに行えば安らかな死が可能であるにもかかわらず、十分な知識と技能を身につけないまま患者を無駄に苦しめる医師らの知識不足、認識不足――。これらの本で痛切に批判されているのは、そうした医療の実態である。

それなら、その先にあるべき主張とは、本来なら医療の側に向かって「そうした医療のあり方を変えよう」ではないだろうか。しかし、そこで主張されるのは、なぜか「今の医療のあり方を変えよう」でも「そのために医学教育のあり方を変えよう」でもなく、患者に向かって「患者は身を守るために自分で医療を放棄して平穏死という死に方を選べ」。まるで「医療はこんなにおかしいのだから、患者は医師を信頼せずに自ら医療を放棄して死ぬことを選べ」と、医師自らが説いているかのようにも聞こえてくる。なぜ、この人たちは医療や社会に向かって「こうした医療のあり方を変えよう」とは言わないのだろう?

考えてみれば、尊厳死や平穏死を説く医師らが批判しているのは、私の友人が怒っていた「まだ口から食べられるのに経営のためだと言って胃ろうを強要する」ような医療のあり方そのものだ。彼らの義憤とは、まさに私の友人の「もっとていねいにケアするべきだ」という批判と憤りそのものなのだ。それなのに、なぜか両者とも次に言うことは飛躍してしまう。「今の医療はおかしい」と医療を批判しつつ「だから患者は医療を拒んで穏やかに死ぬことを選べ」と結論する医師ら――。「もっとていねいにやるべきだ」と怒っていたのに、その直後に「私は余計なことはせずにさっさと死なせてほしい」と、まるで逆方向のことを主張する友人――。その二つの飛躍のあいだでもれ落ちているものとは一体何なのだろう？

もしかしたら、それは「あきらめ」なのだろうか。尊厳死や平穏死を語りながら医学教育や病院の医療のあり方を批判する医師には、「どうせ医学教育も医療のあり方も変わりはしない」というあきらめがあるのだろうか。私の友人にあったのも「どうせ私もこんな劣悪なケアしか受けられないならば」というあきらめだったのだろうか。家族が苦しみ抜いて死ぬのを見ているしかなかった人たちにも「私も病院で死ぬときにあんなに苦しまなければならないのなら、余計なことはせずにさっさと死なせてほしい」と同じ思いがあるのかもしれない。医療に対して、または医療を変えようとしない社会に対して、「どうせ変わりはしないのだから」と、私たちは医師も患者もみんな、もうすっかりあきらめてしまったのだろうか。

私たちの願いは本当に「余計なことをせずにさっさと死なせてほしい」なのだろうか。私たちの本当の願いは、「今の医療のあり方を変えてほしい」であり、「私を、そして家族を、もっと人として尊重し、ていねいにケアしてほしい」ではないのだろうか。

●「なぜ日本ではできないのか」

長尾が副理事長を務める日本尊厳死協会は、1976年に安楽死協会として設立された。初代理事長は太田典礼。安楽死運動のほかにも「優生保護法」（1984年施行）の制定に寄与した優生主義者として名高い。また去年まで理事長だった井形昭弘は、脳死臓器移植法の制定に功績があった人物である。

井形は２００９年12月に行われた第４回宗教と生命倫理シンポジウム「『尊厳死法制化』の問題点を考える」において、尊厳死は人権の問題であると強調し、「多くの国で尊厳死が法制化されて、おぞましい事件が起こらずに行われているのに、それを阻む条件が日本にだけあるとは思いません[12]」と語っている。現在の理事長の岩尾総一郎も、昨年８月の医療経済フォーラム・ジャパンの定例研究会での講演「尊厳死のあり方――リビングウィルの法制化」において、死にゆくときの自己決定権は「憲法13条に規定する個人の尊重、生命・自由・幸福追求の権利の尊重」だと主張し、ヨーロッパ各国の法制化の実態を報告している[13]。

尊厳死法制化を推進する人たちの発言には、日本は欧米先進国並みに人権意識が高くないからできないのだ、日本も早く法制化して、そういう先進国に追いつかなければならない、というトーンが頻繁に感じられる。それは、脳死臓器移植法改正の際の議論にもあった「日本も早く国際水準の医療に追いつかなければ」というトーンと、とても似ている。しかし、その一方で、長尾が日本よりも「三周半」先を行っているという世界の、安楽死や自殺幇助「先進国」でどういうことが起こっているか、その実態が日本でくわしく伝えられることは少ない。次節では、私が追いかけることができた範囲で、そうした国々で起こっていることの実際を紹介してみたい。

2　安楽死・自殺幇助が合法化された国や地域

●PAS＝医師による自殺幇助

一般的には、治療を差し控えたり中止することによって結果的に患者の死を早めたり招く行為を「消極的安楽死」、致死薬を注射するなど積極的な行為を行うことによって患者を死に至らしめる行為を「積極的安楽死」、自殺希望のある人が自分で飲んで死に至ることができるよう医師が致死薬を処方するなどの行為を「PAS＝医師による自殺幇助（physician-assisted-suicide）」とする[14]。現在、一定の条件下で医師による積極的安楽死または自殺幇助を認める法律があるのは、オランダ（2001年）、ベルギー（2002年）、ルクセンブルク（2009年）の3カ国と、米国のオレゴン州（1997年）、ワシントン州（2008年）、バーモント州（2013年）の6カ所。オーストラリアのノーザン・テリトリーでも1996年に安楽死法ができたことがあったが、1年後に連邦政府によってその法律は無効とされた。

そうした法律とは別に、米国モンタナ州で2009年末、末期がんの患者ロバート・バクスターと医師らが起こした裁判で、意思決定能力がある終末期の成人患者への医師による自殺幇助を違法とする規定は州法にはない、と最高裁が判断している[15]。それをもって「PASが合法化されているのは米国では4州」と捉える向きもあるが、モンタナ州議会ではその判決後、明確に禁じようとする法案と明確に合法化しようとする法案とが提出されてはいずれも否決されるということがくり返されている。また2012年、PASを希望する患者らによる集団訴訟が相次いだカナダで、ブリティッシュ・コロンビアの最高裁からPASを禁じる刑法の規定は州憲法違反だとする判決が出たが[16]、連邦政府が即座に上訴。カナダ連邦議会は2010年4月に合法化法案を否決しており[17]、連邦政府は合法化には反対のスタンスを明確にしている。一方、ケベック州でも同州医師会や副保健大臣らから合法化推進の声が出ているなど[18]、今後の攻防が注目されている。

この他にもPAS合法化を求める訴訟や法案の提出は世界各地で相次いでおり、その動きは年を追うごとに拡大、加速している。米国マサチューセッツ州では2011年11月の大統領選挙の際にPAS合法化をめぐって住民投票が行われ、僅差で否決された[19]。現在、特に合法化に向けた動きが先鋭化しているのは、カナダ、米国、オーストラリア、ニュージーランド、英国、スコットランド、アイルランドなど。2013年2月の報道では、米国で合法化関連法案が審議されているのはコネチカット、バーモント、ニュージャージー、カンザス、ハワイ、マサチューセッツの6州とのことだった[20]。このうちコネチカットの法案は2013年4月に議会の保健委員会で否決されたが[21]、バーモント州では法案が議会を通過、2013年5月20日に知事が署名して成立、即日施行となった[22]。オレゴン州とワシントン州では住民投票によって決まったが、バーモント州は議会による立法で合法化した米国で最初の州となった。さらに、州が上訴する可能性は残っているが、2014年1月13日にはニュー・メキシコ州の地方裁判所から、終末期で意思決定能力のある人がPASを選択することは基本的人権であるとする判決が出ている。

他にも、フランス、ドイツ、オーストラリアのタスマニア州にも合法化に向けた動きがあるようだ。(23) もちろん私が拾い切れていない情報もあることだろう。実際、インターネットで日々のニュースを読んでいても、どこで何が起こっているのだったか頭が混乱してしまうほど、合法化に向けて世界同時多発的に動きが加速している。まさに「野火のような勢いで広がっていく」という印象だ。

さらに、こうした国々とは別に、現行法の解釈によって、個人的な利益のために行うことでなければ自殺幇助は違法とみなされず、複数の自殺幇助機関が合法的に活動している特異な国としてスイスがある。多くの国々の合法化議論にも大きな影響を与えているので、まずはスイスについて、その「自殺ツーリズム」を中心にとりまとめてみたい。

●スイス

スイスには、国内に1年以上在住した人を対象とするエグジットなどの自殺幇助機関の他に外国人も受け入れるディグニタスがあり、後者が「自殺ツーリズム」の名所となっている。(24)

2010年3月にディグニタスが英国のガーディアン紙に提供した情報によると、それまでに同機関で幇助を受けて自殺したのはドイツ人が最多で563人。次が英国人で134人。スイス人１１２人。フランス人が93人など。そのうち英国人１１４人の病名リストが２００９年段階でガーディアンに報じられているが、[25]それによると、36人ががん、27人が筋萎縮性側索硬化症（ALS）など運動神経障害、17人が多発性硬化症（MS）のほか、四肢マヒ２人、難治性てんかん１人、リューマチが１人など、明らかに終末期とは言えない人が含まれている。四肢マヒの一人は、試合中の事故で四肢マヒとなり「二級市民として生きたくない」と２００８年に自殺した元ラグビー選手（23歳）、ダニエル・ジェームズのケース。[26]他にも、本人は健康でありながら「妻を失っては生きていけない」と２００９年に末期がんの妻と一緒に自殺した著名指揮者エドワード・ダウンズ（85歳）のケース[27]や２０１１年には「老いて衰えるのがつらいから」という理由で自殺したナン・メイトランド（84歳）のケース[28]など、ディグニタスについては、自殺希望者のアセスメント（評価）の不十分さや、商業的な利益追求など批判が相次いでいる。

ディグニタスを運営しているのはルドウィッグ・ミネリという高齢の元弁護士である。よく誤解されているが、ディグニタスはクリニックでも医療機関でもない。あらかじめ会員登録した人が医師によって処方された毒物を飲んで自殺する前後の支援を行う施設である。ミネリは２００９年から２０１０年にかけて英国メディアのインタビューを頻繁に受けたが、それらによると、入会金１２１ポンド（約1万８０００円）、年会費52ポンド（約８０００円）、実際に自殺幇助を受ける際の費用まで合計すると、だいたい６３００ポンド（約１００万円）かかるという。またミネリはこれらのインタビューで、終末期の人にかぎらず死にたいと望む人には健康であっても自己決定が認められるべきだとのかねてからの持論をくり返し、愛する人を幇助自殺で失った家族も気持ちが沈むから、病人だけでなく家族にも致死薬を出すべきだとも主張している。[29] 09年の著名指揮者夫妻のように健康な家族と同時に行われる自殺幇助が、ディグニタスではこれから増えていくのかもしれない。

こうしたミネリの発言が英国で盛んに報道されていたさなかの2010年4月、スイスからは衝撃的なニュースが飛び出した。チューリッヒ湖で、落としたサングラスを探していたダイバーがとんでもないものを見つけたのだ。それは大量の骨壺――。約50個もの骨壺の中身は人の遺骨だった。ディグニタスは自殺した人びとの遺骨を湖に投棄していたのである。現行法では環境保護関連での微罪にしかならず、検察も起訴を見送ったが、ミネリは営利目的でやっているのではないかとの批判報道の数々が改めて頭によみがえり、うすら寒い思いになった。人の死に手を貸す行為をくり返していると、尊厳に対する感覚がこれほど鈍麻していくのだろうか……と、深く考え込んでしまう出来事だった。[30]

こうした自殺ツーリズムをスイス当局も名誉と感じていたわけではない。なんとか規制をかけようと何年間か検討をくり返していた。しかしディグニタスが拠点を置くチューリッヒ州で2011年5月に行われた住民投票では、4分の3以上が規制に反対。当局もあきらめざるを得なかったようだ。[31] 自殺幇助で新法制定を決めた州もある。2012年6月に行われたヴォー州の住民投票で、スイスで初めて、病院とナーシング・ホームでの医療職による自殺幇助を認める新法ができることが決まった。一定の要件を満たした患者や入所者が自殺幇助を希望した場合、医療職にはそれに応じる義務が生じることになったのだ。身近で自殺者が出ることによる患者や入所者への心理的な影響を案じる声もある一方で、エグジットはすでに施設や病院から呼ばれては、そこに出向いて自殺幇助を行うことが増えている、とも報告している。[32]しかし、ケアが劣悪であるほど自殺希望者が増えてベッドの回転率が上がるような皮肉なことになれば、ケアの質を維持向上させるインセンティブ（動機付け）も働かなくなるのではないのだろうか。

それでもスイスでの幇助自殺件数は増える一方だ。２０１２年４月の連邦政府統計局のデータによると、エグジットなどの自殺幇助機関を利用して自殺したスイス在住者は１９９８年には43人だったが、２００９年では３００人近く、11年間でざっと7倍に膨れ上がっている。またディグニタスで１９９８年から２０１１年の間に自殺した人の総数は１２９８人。[33]２０１１年は１４４人で、前年から35％も増加。その約３分の２が女性だった。[34]

●オレゴン州、ワシントン州

米国オレゴン州とワシントン州では、毎年保健局から前年1年間に「尊厳死法」を利用して死んだ人にかんするデータが公開されている。ここでいう「尊厳死」とは、医師によって処方された致死薬を自分で飲んで自殺するＰＡＳのことを意味しており、日本で議論になっている「尊厳死」とは異なる（こうした混同を避けるためにも、行われることの本質をとりちがえないためにも、日本での議論は

「消極的安楽死」とするべきではないだろうか。「尊厳死」というあいまいな用語には、「消極的安楽死」をめぐる議論がより広い死の自己決定権の議論へと広げられてしまう懸念はないだろうか）。

これらの州の「尊厳死法」では、余命6カ月以内であることが2人の医師によって確認された自己決定能力のある成人患者は、15日のあいだを置いて口頭で2回、さらにその後に証人の立ち会いのもと書面で自殺幇助を希望する手続きを経て、医師から致死薬の処方を受けられることになっている。自殺幇助を行った医師には30日以内に州の保健局への届け出が義務付けられており、報告されるデータはこの届け出によるものだ。そのため、当局から発表されるデータは必ずしも「尊厳死法」の利用実態の全体を把握できていないとの指摘もある。しかし、その当局のデータからだけでも、法律の要件が必ずしも厳密に守られていない実態が透けて見えてくる。

よく指摘されていることとしては、精神障害のある人に十分なアセスメント（評価）なしに致死薬が処方されている[35]、致死薬を飲む場に医療職が同席していない[36]、かぎられた医師が多数の処方箋を書いている[37]、自殺幇助合法化ロビーが関与しているケースが多い[38]。などがある。

▼抗がん剤はNOでも自殺幇助はOK

2008年、オレゴン州のがん患者2人から悲痛な訴えが起こった。その一人、バーバラ・ワグナーは主治医に勧められた抗がん剤治療を受けたいとメディケイド（貧困層と障害者を対象にした公的医療保険）に申請したところ、「認められない」という拒絶の返事を受け取った。そして、そこには、医師による自殺幇助を含む緩和ケアは認められるという情報が含まれていたのである。

オレゴン州のメディケイドは独自に定めた優先順位にもとづいて給付を認めることで有名なオレゴン・ヘルス・プラン（１９９４年）。その基準によると、５年以上の延命効果が得られる確率が５％を超える治療以外は認められないため、ワグナーが希望する抗がん剤はその規定から対象外とされたものだ。現場医師らからは「患者によっては、かなり末期でも劇的な改善も延命もできるのに、州にはそういう現場の実態が見えていない」「抗がん剤の評価がアップデイト（更新）されていない」などの批判が起こった。

オレゴン・ヘルス・プランを策定した委員会の委員長はテレビのインタビューに対して、「死ねと言われた」というのは患者の「不運な解釈」にすぎないと主張しているが、同時にそのインタビューで「州の予算にも限界がある以上、１人の患者の数週間、数日の延命に医療費をかければ、その分、他の患者の治療費を奪っていることになる」とも語っている。ワグナーが希望していた抗がん剤は月に４００ドル（約４万円）かかるのに対して、自殺幇助に用いられる薬は１００ドル（約１万円）もかからない。

▼心理的なすべり坂

２０１２年のモンタナ州での住民投票の際、メディアにはＰＡＳ（医師による自殺幇助）合法化への賛否の議論が百出したが、その際に地元紙ボストン・グローブに掲載されたワシントン州の高齢者施設の経営者からの投書は、以下の内容だった。

編集長さま

妻と私は自殺幇助が合法となったワシントン州で高齢者介護施設を運営しており、読者のみなさんに住民投票では反対されるようお薦めするべくお便りしております。

ワシントン州の尊厳死法は2008年11月の住民投票で決まりました。その投票の4日後、私たちの施設のクライエントの一人の、すでに成人した子どもさんから（父を殺すために）「あの薬」を手に入れたいとの相談がありました。お父さまご自身が死にたいと望まれていたということではありません。

尊厳死法ができて以降、医療職の中には最初から治療など考えず、早々とモルヒネを持ちだして緩和ケアを始める方が目につくようになっています。ときには、クライエント本人にも代理人である家族にも言わずに、独断でそういうことをやられる医療職もあります。

またQOLが低すぎるから高齢者は治療しないと一律に切り捨ててしまう医療職も見てきました。かつては、たいていの医療職が高齢者のケアによろこびを感じ、クライエントもまたそれによろこびと敬意で応えていたものでしたのに。

いつの日か、私たちも老います。そのときに、私自身は治療しケアしてほしいし、自分の選択を尊重してもらいたいと思います。このような事態の推移に私は心を痛めており、そちらの皆さんが自殺幇助の合法化を止められるものなら、と願っております。

Juan Carlos Benedetto (39)

▼がんセンターの「自殺幇助プログラム」

シアトルの権威ある包括的がん治療センター、シアトル・キャンサー・ケア・アライアンス（SCCA）は、ニュー・イングランド・ジャーナル・オブ・メディスンの2013年4月号に論文を発表し(39)、同センターの「尊厳死法」を利用して自殺することを希望し「尊厳死プログラム」の詳細を報告した。ワシントン州の「尊厳死法」を利用して自殺することを希望しプログラムに参加すると、病院のソーシャルワーカーの一人がアドボケイト（代弁者）として割り当てられ、そのアドボケイトが致死薬の処方せんが薬局に出るまでの全プロセスを担当し、すべてが合法的に行われるよう手配する仕組みである。処方せんが出て薬剤師から説明を受けた後は、その処方せんで薬を手に入れるかどうか、飲むかどうかは患者に任される。病院職員に参加を義務付けることはない。担当医が個人的な信条から参加を望まない場合には、参加してもよいとする医師の中から候補者を選ぶ。

２００９年5月5日から２０１１年12月31日のあいだに１１４人の患者から問い合わせがあり、そのうち44人は問い合わせだけで参加はしなかった。30人は参加はしたものの途中でやめたか、または手続き途上で亡くなった。残りの40人がカウンセリングと所定の手続きを経て致死量のセコバルビタール（通常ＰＡＳに使われるペントバルビタールが品薄のため）を処方された。40人は全員が亡くなったが、そのうちセコバルビタールを飲んで自殺したのは24人（処方された人の60％）。尊厳死プログラムに参加した理由で最も多いのは「自律の喪失」で97％。「楽しい活動ができなくなる、またはなった」が89％。「尊厳の喪失」が75％。コントロール不能の苦痛または将来の苦痛への不安を挙げた人は22・2%だった。

これまでに家族からも介護者からも苦情は出ておらず、患者の死は穏やかだったと言われる。先行きが見通せない状況でも大事なのは自分でコントロールできると感じられること（an important sense of control）なのだと、多くの患者や家族は語る。

一方、余命6カ月以内の終末期と確認されながら、6カ月を超えて生きた参加者が11人いた。そのうち9人は半年を平均して7.4週超えた段階で薬を飲んだ。最長では半年を18・9週、つまり4カ月も超えてから飲んだ。しかしSCCAでは、患者が6カ月を超えて生きた場合にも、カウンセリングの担当医にも処方した医師にも敢えて伝えないことにしている。理由は、現在でも医師らは余命宣告に慎重でもう間に合わない（too late）ときまで余命を告げないという問題があるのに、そんな情報を伝えると医師が余計に慎重になってしまうからだという。

私はこの論文を読みながら、「尊厳死プログラム」のアドボケイトの役割に、何度も臓器移植コーディネーターのイメージが重なった。医師による自殺幇助が法制化されただけではなく、次にはこうしてその法律を利用するためのシステムが作られ、そのシステムがひとつのパッケージ化したプログラムとして権威あるがんセンターで実施される——。それは一体どういうことを意味するのだろう？　本来一人ひとりの生き方や死生観の問題である死までが、高度に専門分化した医療のシステムに取り込まれ、そのシステムに——結局は緩和ケアの一環として——乗せられていく、ということになりはしないだろうか。

ちなみに、この論文の主著者はＳＣＣＡの緩和ケア医療部門のディレクターである。

●オランダ

オランダの安楽死者数はこのところ毎年1割強の割合で増加してきたが、２０１１年の安楽死者数は３６９５人。前年から５５９人と、18％も増加している。(41) そのオランダからは、このところ気がかりなニュースが相次いで飛び込んできているので、それぞれ簡単に紹介する。

▼認知症が進行した患者への安楽死(42)

２０１１年3月、ナーシング・ホームで認知症が進行した64歳の女性に積極的安楽死が行われた。軽症の頃に、自立した生活ができなくなったり我が子が見分けられなくなったら安楽死させてほしいと、事前指示書（リヴィング・ウィル）を書いていたという。

報道によれば、オランダではこれまでに認知症初期の患者21人が致死薬の注射で安楽死したとの報告もあるものの、進行した人の安楽死は今回が初めて。オランダでも例外的なケースであるため、当該地域の5つの安楽死検討委員会が調査した。その結果、医師は女性と何度も話をしており、本人の意図をきちんと理解した上での適切な行動だったとすべての委員会が承認した。また、オランダ医師会は２０１３年「安楽死法は認知症患者と精神障害者にも適用される」と立場を表明したばかりでもある。しかし、安楽死当時には女性は意思確認ができない状態だったため、同意を拒んだ医師もいたという（安楽死法では2人の医師の同意が必要）。

▼起動安楽死チームが稼働(43)

オランダでは以前から、安楽死を希望しているのに応じてくれる医師が見つからないという不満から、「法律上必要な手続きまでひとつのクリニックですべて行われるように」安楽死に特化した医療施設を求める声が以前からあったが、2012年3月、その安楽死クリニック「Levenseinde Kliniek（End of Life＝終末クリニック）」がついにアムステルダムにオープンし、「起動安楽死チーム」が活動を始めた。クリニック開設に向けて運動してきた「死ぬ権利オランダ」では、希望者は主として、終末期の病状の人、慢性的な精神障害のある人、初期の認知症の人になると予測している。医師と看護師のチームが車で自宅までやってきて、無料で安楽死させてくれる。報道当時6チームの車が稼働し、オランダ国内ならどこへでも行く。条件はその他の安楽死の場合とまったく変わらないが、オランダ医師会からは、そのように安楽死を専門とする医師では、患者との関係が希薄で正しいアセスメントができない、と懸念する声が上がっている。2013年4月19日の朝日新聞の記事「世界の老後（中）――『人生完了』自ら幕引き」がこのクリニックの起動チームを紹介しているが、それによると開始10カ月で約600の要請があり、81人が安楽死したという。

▼「高齢者にも安楽死を」署名活動(44)

安楽死クリニックを望む声が報じられていた2010年には、オランダの学者や政治家のグループから、現行の対象者要件を緩和して、70歳以上の高齢者にも生きるのが嫌になったから死にたいと自己決定することを認めようとの提言もあった。法改正に向けて署名活動など熱心な運動が行われている。

▼脳損傷を負った王子をめぐる安楽死議論(45)

オランダのベアトリックス女王（当時）の次男、ヨハン・フリーゾ王子（43歳）は2012年2月、休暇中のオーストリアで雪崩に遭い、脳に重大な損傷を負った。ロンドンの病院に運ばれた王子は、7カ月後の段階でなおも昏睡状態が続いており、国内の政治家からは「王子が再びノーマルな生活を送れるようになるか疑問。もしオランダの病院に運ばれていたら、回復の可能性がこれほど小さい以上、医師らは生命維持を停止していたはず」と安楽死させるべきだとの批判が出た。

オランダには25歳以上の重症脳損傷患者専門の治療機関が存在しないという。安楽死が合法化された国に、一定年齢以上の脳損傷患者を治療する専門機関がない、というのは一体何を意味するのだろう。

あわせて気になるのは、2010年6月20日の英国テレグラフ紙の記事(46)によると、安楽死法成立に尽力した当時の保健相自身が、2009年12月に安楽死が緩和ケアを事実上崩壊させていることを遺憾に思うと発言していることだ。安楽死合法化によって専門医が国外に去って緩和ケアが崩壊したという報告は、1996年に1年間だけ合法化したオーストラリアのノーザン・テリトリーの医師からも上がっている(47)。

オレゴン州のバーバラ・ワグナーに届いた手紙とあわせ、ここには重大な問題があるのではないか、と考え込んでしまう。受けたくても希望する治療を受けることができない現実がまず先にあって、さらに緩和ケアも存在せず、残された選択肢の中にＰＡＳや安楽死が含まれているという事態があり得るのだとしたら、そこで死を選ぶしかなくなる人の決断もまた「尊重されるべき、自分の自由意思による自己決定」と言えるのだろうか。

●ベルギー

ベルギーの安楽死法は２０１２年５月に、議会での成立からちょうど10年を迎えた。それを機に同年４月に欧州生命倫理研究所(48)（European Institute of Bioethics）から、これまでの10年間の実態を振り返る報告書が出されているので、まずはその報告書に沿って概況を眺めてみたい。

▼ＥーＢ（欧州生命倫理研究所）の実態報告書

報告書によれば、２００２年９月から２０１１年12月までの安楽死者は５５３７人で、２００３年の２３５人から２０１１年には１１３３人へと、毎年コンスタントに増加し続けている。

報告されているのは、この法律が「安楽死の権利を確立したのではなく、その過程にかかわり、そうした医療を提供する者に、法的な枠組みによって法的保護を保障するべく、厳格な条件のもとで単に部分的に安楽死を合法化したにすぎない」にもかかわらず、「同法の監督と評価の目的で設置された委員会」が「恣意的な拡大解釈を提供し」、「法文の当初の精神を否定し」「決定的な法的基準の監督を放棄」しているために、安楽死が瑣末《さまつ》な問題とされ、患者の「権利」とみなされるようになっている実態である。

ここで言われている「拡大解釈」とは、要件に定められた患者の「書面による意思表示」が状況次第では不要とされたり、「命を脅かす不治の病」「取り除くことも軽減することもできない耐え難い痛み」などの対象者要件が、いつのまにか複数の疾患や主観的に耐え難い苦痛をもって代替されていること。将来、意識不明や要介護状態、進行した認知症などになる可能性があれば、それも「耐え難く軽減不能な心理的苦悩に当たる」と拡大解釈されているという。

さらに、この報告書では、これから本書の第2章以下で論じていこうとしている問題に関連した、非常に重大な問題が2つ指摘されている。その1点目は、意識のない成人重症者や新生児や子どものケースで、患者本人の意思表示なしに「必要性のケース」というカテゴリーを持ち出して安楽死が正当化され始めている、という指摘である。報告書には次のように書かれている。

「医療チームが必要性ケースを根拠に安楽死を正当化することを認めるならば、法が提示するあらゆる条件を超えており、それはその医療チームに恣意的で無規制の権力を与えることとなる」

実はこのように医療サイドに治療停止の決定権を認める動きは、特に北米の医療現場を中心に「無益な治療」という概念を通じて広がり始めている。ベルギーの報告書がここで指摘しているのは、その概念が暴走する懸念だろう。「無益な治療」論については第2章でくわしく紹介したい。

2点目は安楽死が臓器提供とつながることの倫理問題だ。ベルギーでは、安楽死の要望書には臓器提供承諾書が一緒についてくるのだという。その慣行について報告書は、自分の存在を価値なきものと感じている患者に向かって「あなたの臓器が他者の役に立ちますよ」と言うに等しく、それは法文の精神である強要なき任意性の条件に反し、一種の功利主義ではないか、と問題を提起する。この点については、補足説明が必要だろう。ベルギーではすでに「安楽死後臓器提供」が現実のものとなっている。

▼安楽死後臓器提供

ベルギーでは2005年から2012年までのあいだに「安楽死後臓器提供」が9例行われている[49]。アントワープ大学病院の移植医らが2010年に発表[50]したところによると、すでにプロトコル（手順書）もできている。通常の安楽死と異なっているのは、ドナー本人だけでなく関係親族全員の同意を取ることや、手術室または周辺での安楽死になること、死後の手術への準備の処置を行うことにドナーから許可をもらうことなど。安楽死は神経科医または精神科医と、病院所属医師2人によって行われ、臓器摘出は3人の医師が死を臨床的に宣告した後に行われる。摘出された臓器は通常のルールにのっとりヨーロッパの臓器分配ネットワークによって選ばれたレシピエント（提供を受ける患者）に移植される（『現代思想』2012年6月号の拙文「『ポスト・ヒポクラテス医療』が向かう先」とシノドス・ジャーナルの拙文「安楽死や自殺幇助が合法化された国々で起こっていること」で「レシピエントが待機した隣の手術室で安楽死を行い」と書いた部分は誤りでした。訂正して、お詫び申し上げます）。職員の参加は自発意思によるもの。

ベルギーの安楽死法では、終末期でない患者の場合には、（1）通常の要件に沿って安楽死を承認した2人の医師は、3人目の精神科医または当該の病気の専門医にも相談しなければならない、（2）書面での申請から実施までのあいだに少なくとも1カ月間の熟慮期間を置かなければならない、という追加2条件によって認められている。

2010年の発表の段階では「安楽死後臓器提供」は4例だったが、その後の3年間に新たに5例が行われた。安楽死者の多くはがんの終末期なのでドナーになりにくく、安楽死ドナーの大半は神経筋肉障害者である。発表の際のパワーポイントには、2008年の安楽死者705人のうち20％に当たる141人が神経筋肉障害者だったとのデータを挙げて、「潜在的可能性？」と書かれている。今後も症例数は増えていくことだろう。

他にも、2012年から2013年にかけて、ベルギーの安楽死では気がかりなニュースが続いている。

▼囚人への安楽死(51)

昨年、殺人罪2件と複数の強姦罪で20年間服役してきてターミナルな（終末期の）病状にある囚人から安楽死の希望があり、3人の医師がそれぞれ独立した判断で承認して、刑務所の外で実行された。

▼聴覚障害者の双子（45歳）に安楽死(52)

2012年12月14日にブリュッセル大学病院で致死薬の注射により安楽死したのは、アントワープ出身の45歳の双子の兄弟。2人は生まれつき耳が聞こえず、一緒に暮らしながら靴職人として働いてきたが、近く視力まで失うことが分かった。医師によると、2人は二度と互いの姿を見られなくなるのは考えただけでも耐えられない、として安楽死を選んだという。終末期でもなければ耐え難い苦痛があったわけでもない障害者に安楽死が行われたこのケースは、ベルギー国内でも物議を醸した。

▼子どもと認知症患者に安楽死を認める改正法案[53]

前述の双子の安楽死の4日後に、与党社会主義党は子どもと認知症患者への安楽死を認める改正法案を提出した。そして、その審議の中で明らかになったのは、ベルギーの医療現場ではすでに未成年への積極的安楽死が日常的に行われている実態だった。議会で証言した医師は、すでに日常化しているからこそ法改正が必要だと主張した。同法案は2013年12月12日に上院で賛成50票対反対17票で可決。下院の審議は2014年5月の予定とのこと。

▼高名な精神科医による性的虐待の被害患者が、別の精神科医により安楽死[54]

2012年10月、性科学と摂食障害の世界的権威、ワルター・ヴァンダーエイケン医師に長年ささやかれてきた患者への性的虐待の疑惑が、テレビで事実と暴かれた。教授自身も複数の患者と不適切な関係を持ったことを認め、大学は教授を停職処分とした。このときにテレビに出演して自分をふくめ複数の患者の被害を暴いた女性が、アン・Gだった。彼女にはもともと希死念慮(自殺願望)があったとはいえ、テレビ出演から数カ月後にアン・Gを安楽死させたのは別の精神科医だった。

「バイオ・エッジ」という生命倫理系のブログは、２０１３年2月8日のエントリーでこの話題を紹介した際に、以下のように書いている。「物事を斜に見る人なら、ベルギーの精神科医は利益の相反に鈍感だと言いたいことだろう。一人の精神科医が心を病んだ女性に手を出し、崖っぷちに立っている人の背を押すようなことをする。その女性が法廷で彼に不利な証言をできないように、別の精神科医が手を貸す。ヴァンダーエイケン医師は仕事に復帰し開業医として患者を診察し始めている。その一方でアン・Gさんは死んだ。しかしベルギーの国民は、こういう出来事に慣れていかねばならない」

●英国

これまで安楽死または医師による自殺幇助（PAS）が合法化された、あるいは合法とみなされている国々で起こっていることを眺めてきたが、それらの国々とはまたちがう独自の道を進んでいるように見える国がある。英国である。

先にスイスのディグニタスの紹介でふれたように、近年ディグニタスに行って自殺する英国人は急増している。ＢＢＣの報道によると、この10年間に１８０人以上、２００２年以降、毎年平均18人がディグニタスに赴いている計算になるという。[55] 英国では１９６１年の自殺法により、自殺を幇助したりそそのかしたりすることは懲役14年以下の違法行為だが、それらの自殺者に付き添って行った家族の中で帰国後に起訴された者はいない。この法適用のあいまいさをめぐって2008年に訴訟を起こしたのが多発性硬化症（MS）患者のデビー・パーディ（当時45歳）だった。[56]いずれ症状が悪化したらディグニタスに行って自殺したいと考えていたパーディは、そのときに夫がスイスへ付き添って行っても帰国後に罪に問われない保証が欲しいと、自殺幇助にかんする法の明確化を求めた。2008年10月の高等裁判所、2009年2月の上訴裁判所は同情と共感を示しつつも、法改正は裁判所ではなく議会の仕事であるとして、共にパーディの訴えを退けたが、その頃にはパーディはすでにメディアの寵児だった。その後7月に最高裁は公訴局長に対して法の明確化を命じる。[57]公訴局長は暫定案への意見聴取を経て、2010年2月に最終的な自殺幇助起訴ガイドラインを発表。[58]

ガイドラインは、自殺幇助は依然として懲役14年以下の違法行為であること、自殺幇助事件はすべて警察の捜査対象であること、慈悲殺（mercy killing・病気や障害などの苦しみから解放してやりたいとの慈悲心で人を殺すこと）と自殺幇助は明確に区別されるべきことを明記した上で、起訴が公益に当たるかどうかの判断の基準となる22のファクターを列挙し、証拠が明らかな個々のケースで起訴するかどうかについては最終的に公訴局長が判断する、と定めた。

ガイドライン原文を読んだときに私が気になったのは、対象者にも自殺幇助の方法にも条件が設けられていないことだ。これまで触れてきた各国では、一定の要件を満たした人が所定の手続きを経た場合に特定の方法での安楽死または自殺幇助が認められているが、英国では、対象者にも方法にも幇助者にも制限を設けないまま、主として近親者が自分自身の利益のためではなく、共感と思いやりから不承不承することであれば起訴は公益には当たらない、とでもいうような、たいそうあいまいな基準が示されたという印象だった。

当時のブラウン首相はガイドライン発表前日にテレグラフ紙に寄稿[59]し、「病者や障害者へのプレッシャーを完全に排除することができない以上、法改正よりも、誰もが緩和ケアを受けられ、良い死を迎えられるという安心感を持てる社会にするのが政府の責任」と述べて、国民に慎重な議論を呼びかけた。ガイドラインによって世論が一気に合法化へと雪崩現象を起こすことを懸念したのだろう。また実際に、首相にそれほどの懸念を抱かせる状況が当時の英国にはあった。

パーディが訴訟を起こした２００８年と言えば、先にスイスの項目で紹介した23歳の元ラグビー選手、ダニエル・ジェームズがディグニタスで自殺した年である。また、この頃、２００６年にディグニタスで米国人ＡＬＳ（筋萎縮性側索硬化症）患者が毒物を飲んで自殺した際の映像が世界中に出回り始めており、この年の９月に英国のテレビでも放送された[60]。メディアではパーディ裁判をめぐる激しい議論と並行して、相次ぐディグニタスでの幇助自殺や、ディグニタスへの取材記事が流され、いくつもの世論調査の結果が報告されるなど、合法化をめぐる議論はヒートアップする一方だった。

９月には著名な哲学者、メアリー・ウォーノックが「認知症患者には家族や社会の負担にならないよう、死ぬ義務がある」という趣旨の発言をし、物議をかもしている。当時の各種報道からウォーノックの発言を抜いてみると、「あなたが認知症であるなら、あなたは人びとの人生を浪費しているのです。あなたの家族の人生を浪費しＮＨＳ（イギリスの国営医療サービス事業）の資源を浪費しているのです」「苦痛が耐え難いのであれば死ぬ手助けを受けるべきだという議論に、私はまったく完全に同意します。しかし私としては、その議論をさらに広げて、家族または国家の重荷になっているから死にたいと確信を持って心から願う人もまた、死ぬことを許されるべきだと思います[61]」。

他にも著名人からＰＡＳ（医師による自殺幇助）合法化と死の自己決定権を求める発言が相次ぐ中、２００９年５月にはオーストラリアから「ドクター・デス」、フィリップ・ニチキ医師が渡英して、自殺ワークショップを実施[62]。合法化推進派の議員らからは、パーディの訴えに沿って近親者が自殺希望者を海外へ連れていく幇助行為を免責する法案が議会に提出されたが、２００９年７月に上院は反対１９４対賛成１４１で否決[63]。英国医師会は現在に至るまで自殺幇助合法化に反対の立場を維持しているが、英国看護協会は２００９年７月に、それまでの反対から中立へと立場を変更した[64]。

２００８年から２００９年にかけては、米国ワシントン州とルクセンブルクが相次いで合法化を決めた時期にあたり、世界的にも合法化議論が盛り上がりを見せていたが、特に英国での議論の過熱ぶりには異様なものがあった。日々のニュースを追いかけていた私には、当時は英国社会全体が一種の狂騒状態に陥っているかのようにすら見えた。特に象徴的だったのは２００８年11

月と12月に続けて起こったイングリス事件とギルダーデール事件だ。

▼イングリス事件(65)

トマス・イングリス（22歳）は2007年7月に酒の上の喧嘩で怪我をし、病院に運ばれる途中に救急車から落ちて脳に重い損傷を負った。脳圧を下げる手術の後で症状改善も見られ、医師からは回復するとの説明もあったが、母親のフランシス（57歳）には生命維持装置と24時間介護が必要な身となった息子の状態は「悲惨」としか見えなかった。彼女は看護の勉強をしたことがあり、その「悲惨」から解放してやろうと、ヘロインを大量に入手して病院で息子に注射した。このときは、すぐに気付いた医療職の対応で事なきを得たが、母親はその事件での保釈中に、その後トマスが移ったナーシング・ホームに叔母と称して入り込み、看護師らの制止を振り切って息子の部屋に立てこもった。そして致死量を超えるヘロインを注射してトマスを殺害した。2008年11月のことだった。

母親は裁判で「心に悪意を持って命を奪うのが殺人。私は心に愛を持ってしたのだから殺人ではない」と主張したが、2010年1月20日、「法には『慈悲殺』という概念はない」として殺人罪で終身刑（最低9年）が言い渡された。

▼ギルダーデール事件(66)

イングリス事件が起きた1カ月後の2008年12月。慢性疲労症候群（CFS／ME）で17歳のときから寝たきりだったリン・ギルダーデール（31歳）が死にたいと望んだ際、娘を14年間介護してきた元看護師の母親ケイは、1時間にわたって説得を試みた。しかし娘の意思が固かったので、ついに致死量のモルヒネを手渡す。リンが自分で点滴のチューブに注入したが死にきれなかったため、母親はモルヒネなどの錠剤を砕き、空気と一緒に注入した。リンは死亡。明らかに殺害の意図をもった行為だ（ただし直接の死因かどうかは立証不能）として、罪状は殺人未遂と自殺幇助だったが、母親は自殺幇助のみを認め、殺人未遂を否定。

イングリス事件の判決から6日経った2010年1月26日、陪審員は殺人未遂の罪状を退け、自殺幇助について1年間の執行猶予と評決した。判事は「こんなに愛に満ちて献身的な母親を起訴したのが、そもそもの誤り」と公訴局を非難し、ケイは事実上の無罪放免を勝ち取った。

おりしも、前述したパーディ訴訟（52ページ）で最高裁が公訴局長に命じたガイドライン暫定案への意見募集が終わり、間もなく最終ガイドラインが発表されると見られていた（発表されたのは2月25日）。これら2つの事件の推移は、パーディ訴訟の展開とぴたりと重なった格好になる。相次いでこれらの事件に判決が出た当時、英国では最終ガイドラインによって近親者の自殺幇助には不起訴の方向性が打ち出されるとの期待が日に日に高まっているところだった。2008年から吹き荒れたPAS合法化議論がまさにそのピークに達していたのである。

母親のケイ・ギルダーデールは裁判所の玄関を出た瞬間からわっとメディアに取り囲まれて、自殺幇助合法化論の〝ポスター・ガール〟となった。連日メディアに登場しては14年間の介護と、死にたいという娘に「張り裂けた」胸の内を語るケイ――。世論はその献身に涙し、感動し、熱狂する。その熱狂は、イングリス事件で終身刑を出した陪審員や、そもそもフランシスを殺人罪で起訴した検察への激しい批判へと転じていく。「なんて慈悲心に欠ける判決」「ガイドラインにのっとれば無罪」「同じ愛の行為なのに一方が終身刑で片方は無罪放免とは」「法に一貫性がないのがいけない」「母の愛と献身を裁くな」「愛によって殺す行為は合法に」「法律改正を」と世論が沸きたつ。かねてから合法化を説いていた著名人も相次いでメディアに登場し、「近親者の自殺幇助を合法に」との大合唱が巻き起こった。

英国では、ガイドラインが出た後も、2012年には自殺幇助合法化推進の最先鋒のファルコナー上院議員を委員長に、アルツハイマー病の作家、テリー・プラチェットが資金を出して作られた幇助死検討委員会から法改正をすべきだとの提言が出されたり(67)、全身性障害者の男性トニー・ニックリンソンが医師による自殺幇助を求めて訴訟を起こすなど(68)、医師による自殺幇助合法化を求める動きは続いている。ファルコナー議員は2013年5月に自殺幇助合法化法案を提出した。

▼自殺幇助は違法行為、慈悲殺は法的概念ではない

しかし、イングリス事件、ギルダーデール事件の判決当時の一種異様な狂騒状態のような議論では、あまり指摘されないことがいくつもあった。まず、英国の現行法では自殺幇助は今なお違法行為だという事実。パーディ訴訟をめぐる議論の中でも、議会による法改正が行われないかぎり自殺幇助は違法行為であると公訴局長はくり返し強調しているのだが、最高裁が起訴判断の基

準を示すよう命じ公訴局長からガイドラインが出されることが決まるや、まるで自殺幇助そのものが合法化されたかのような興奮が英国中を包んでしまった。ギルダーデール事件では、判事までがそうした社会の熱狂に影響されて、冷静な判断を見失ったのではないだろうか。

次に、イングリス事件の判事が言ったように、法が認めている概念は「自殺幇助」と「殺人」であり、「慈悲殺」ではないということ。ギルダーデール事件の判事の「そもそも起訴すべきでなかった」との批判に対しても、公訴局長は「法は『慈悲殺』という概念を認めていない」と反論している。では、自殺幇助と殺人の区別はどこにあるのか。最終ガイドラインには以下のように書かれている。

「ひとえに他者の望みに応じることのみを目的で行うことであるとしても、他者の命を終わらせる行為は殺人または過失致死である」

「たとえば、犠牲者が自殺を試みて意識を失っただけに終わった場合に、その後、犠牲者の死の原因となる行為を行うならば、たとえ当人は犠牲者の明らかな望みを実行するだけだと考えていたとしても、それは殺人または過失致死である」

前に述べたALSの男性がディグニタスで自殺する映像でも、毒物を混ぜた飲み物のストローを男性の口元に持っていった職員とみられる人物が「自己決定の証として、これを飲みこむのはあなたが自分でやらなければならない」と発言している。つまり、決定的な行為を誰が行うかによって、自殺幇助と殺人が分かれるということだ。

どちらの事件でも母親が殺害の意図をもった決定的な行為を行っていることを思うと、私にはケイ・ギルダーデール事件で自殺幇助のみを認めた陪審員の判断の方がむしろ理解しにくい。

英国世論はイングリス事件の陪審員を温情に欠けると非難したが、当時のトマスは自分の意思を表出できる能力を失っており、本人が死にたいと望んだという事実はない。自殺幇助を合法化すべきだという議論の最も大きな根拠は「自己決定権」のはずだ。それなのに本人の自己決定を完全に欠いたイングリス事件を「母が愛により殺した美しい行為」と賛美・擁護する英国世論は、その論拠である「死の自己決定権」論を自ら擲《なげう》ち、もはや「自殺幇助」と「殺人」の区別すら、なし崩しにしていくように見えた。

英国にかぎらず、英語圏のメディアは「慈悲殺（mercy killing）」という表現を頻繁に使う。最近は「死の幇助（assisting in dying/assisted dying）」（日本尊厳死協会の岩尾理事長は前述の講演でこの用語を「臨死介助」と訳している）という文言もよく使われるようになった。しかし、法的概念でもなければ定義すら確かではないこうした表現は、本来なら厳密に区別して議論されるべき問題をぐずぐずに混同し、容認する対象をなし崩し的に拡大する装置として機能しているのではないか、という気がしてならない。

▼「障害のある生は生きるに値しない」という価値判断

もうひとつ、この2つの事件をめぐる議論でほとんど誰も指摘しなかったことは、2人の犠牲者はいずれも終末期ではなかった、という事実だ。トマスは重い脳損傷を負ったとはいえ回復の兆《きざ》しが見られていたし、リンの病気は慢性疲労症候群だった。彼らは重症障害者ではあったけれど、死が差し迫った状態にあったわけではない。それなのに、終末期で耐え難い苦痛がある人の死の自己決定権が議論されているはずの国で、障害のない人に行われれば違法行為になることが、障害のある人だというだけで親の愛の名のもとに許容され、それればかりか賛美までされてしまったのだ。

その背景にあるのは、障害のある人を障害のない人よりも価値の低い存在とみなす価値意識、障害のある生は生きるに値しないほど不幸だと考える価値意識ではないだろうか。そうした価値意識が暗黙のうちに社会に共有されるとき、「重い障害がある」というにすぎない状態が多くの人の無意識のうちに「終末期」と等しいものにされてしまうのではないだろうか。

2009年7月に上院議会で自殺法改正案が否決された直後、ブリティッシュ・メディカル・ジャーナルの副編集長が「自殺幇助—それが障害者とどんな関係があるというのか?」と題した論考(69)を書いたことがある。自殺幇助合法化議論は終末期の患者に死の自己決定権を認めようという趣旨のものであり、無関係な障害者が口を挟んで議論を混乱させるな、と激しい口調で障害者団体からの反対運動を牽制したのである。しかし、イングリス事件とギルダーデール事件とそれらへの英国社会の反応は、安楽死や自殺幇助議論が決して障害者らに無関係ではないことを物語っている。

ちなみに、2010年にパーキンソン病を患うマクドナルド議員がスコットランド議会に提出した自殺幇助合法化法案には当初、永続的な身体障害があって自立生活が送れない人が生きているることを苦痛を感じる場合という対象者要件が含まれており、激しい批判を浴びて削除されるという経緯があった。(70)

▼まかり通っていくガイドライン違反

２０１１年９月のデータでは、２００９年以降で警察から送検された自殺幇助事件は44件で、ガイドライン制定後に増加傾向を見せているが、(71)今に至るまで、起訴された者は誰もいない。ガイドラインでは、すべての自殺幇助事件が捜査の対象であることが明記されており、起訴をするかどうかの判断は証拠が明らかになった後で検察が行い、最終的に公訴局長が同意しなければならない、とされているが、その後、警察が勝手に捜査を見送る判断をしたり、(72)検死官らが近親者による自殺幇助が疑われるケースでは見て見ぬふりをしている可能性が取りざたされている。(73)早くもガイドライン違反がまかり通っているのだとしたら、ギルダーデール事件の際に見られた、厳密に区別すべきものがなし崩しにあいまいにされていく恐ろしさがすでに現実に拡大しつつあるということとなのだけれど。

その他の国や州で合法化されているのは、一定の条件を満たした人が所定の手続きを踏んだ場合の医師による自殺幇助または安楽死であるのに対して、英国では対象者も幇助の方法も限定しないまま、近親者による自殺幇助が事実上、合法化されてしまった、ということにはならないだろうか。

●免罪符となる介護実績

このように安楽死・自殺幇助の〝先進国〟の実態を眺めてきて、私には最近、この問題は実は介護の問題でもあるのではないか、という気がし始めている。

実を言うと、近親者の中でも特に家族介護者による自殺幇助事件で温情判決が出るケースは、英国だけでなく米国でもじわじわと広がりを見せている。多くは高齢夫婦の自殺幇助事件だ。ディグニタスで死んだ人の3分の2が女性だったことを裏付けるかのように、これらの事件でもまた、夫介護者が妻が死にたいと望んだので幇助したとして事実上の無罪放免となるケースが多い(74)。彼らは「悪意があったわけではない」『動機は愛のみ」などとして無罪放免されている。しかし、そうしたニュースを聞くたびに私は、家族介護は密室だということを思う。私自身、重い障害のある娘の介護者でもある。介護し介護される関係は決して「愛と献身」だけで割り切って語れるほどに単純ではない。家族介護という密室には、ドロドロと醜いものだって潜んでいる。

ギルダーデール事件の際に、ある慢性疲労症候群の女性がデイリー・テレグラフ紙に投稿し、以下のように書いた。「障害のある人が死ぬのを身内が手伝っても刑罰を受けなかったこの事件は、我々の社会のダブル・スタンダードの、さらなる1例です。患者自身の苦痛よりも、病人のケアをしている人のほうに同情が集まる。もしも自殺を希望する身障のない人に行われた犯罪だったとしたら、それはまちがいなく殺人とされたはずです。自分で身を守るすべを持たない弱者をケアしている人たちに向かって、この事件は誤ったメッセージを送ります。『介護者が助けてほしいといっても、その願いは無視されますよ、でもね、もしも、どうにもできなくなって自殺を手伝うのだったら、同情をもって迎えてあげますよ』と[75]」。

一方に、介護者による要介護者への虐待や、親による子どもへの虐待という深刻な問題があることを考えれば、この女性がいう「誤ったメッセージ」にはリアルな恐ろしさがある。家庭という密室空間の中では、愛し愛される関係性のすぐそばに、それが容易に支配し支配される恐ろしい関係性に転じるリスクも潜んでいるのだ。殺害は究極の虐待でもある。自殺幇助はあくまでも違法行為だと言いながら、その一方で「長年介護してきた」という事実を「愛と献身の証」と短絡し、決定的な行為まで免罪するような〝寛容な〟社会で、家族介護という密室での殺害行為を本当に自殺幇助と区別できるのだろうか。

●「社会で支える」視点の欠落

介護者による自殺幇助事件が相次ぐ中、こうした自殺幇助事件を介護という視点から考えてみると、多くの議論に「社会で支える」という視点が欠けていることにも私は違和感を覚える。ギルダーデール事件のリンはなぜ14年間も部屋から出ることすらなく寝たきりで暮らさなければならなかったのか。なぜ母親のケイは14年間もつきっきりで介護するしかなかったのか。ギルダーデール親子に必要だったのは自殺幇助でも慈悲殺でもなく、適切な支援だったのではないのだろうか。けれど、母と娘の14年間になぜ社会から支援が届けられなかったのか、と問う声は、事件をめぐる報道や議論のどこにもなかった。この親子を支えるために社会には何ができたのか、と問うてみる声はどこにもないままに、娘の死に手を下した母親の愛と献身だけが称揚されていった。

老いや病気や障害をめぐる医療と介護の問題は、個々人や個々の家族だけで背負うべき問題なのだろうか。背負いきれなかったら死んだり、死ぬのを手伝ったり殺したりすることによって解決するべき問題でしかないのだろうか。自分では背負いきれずに苦しんでいる人に対して、「社会で支える」という選択肢を封じたまま、死の自己決定権や自殺幇助という選択肢を差し出すならば、そこでは「苦しいから（苦しいなら）助けを求める」という選択肢は封じられてしまう。そのとき、重症障害児・者本人たちと一緒に、実は介護者である親や家族も同時に、社会から見捨てられているのではないのか。「自己決定権」や「自己選択」という名のもとに、実は「自己責任」の中に個々の家族が冷酷に投げ捨てられ、そこに置き去りにされ、見捨てられようとしているのではないのだろうか。

そのことを考えるとき、私の考えは日本の尊厳死法制化の議論で気付かされた「尊厳死の是非と尊厳死法制化の是非とは別の問題だ」ということ、「法制化とはその後の社会のあり方を方向づけること」ということに立ち返ってゆく。米国の生命倫理学者、エゼキエル・エマニュエルは1997年にオレゴン州の自殺幇助合法化を批判して以来、一貫して安楽死と自殺幇助の合法化を批判してきた腫瘍科専門医だ。彼は1997年にアトランティック誌に書いた長大な論考[75]の中で警告している。安楽死がいったん合法化されれば医師は致死薬を注射することに慣れ、国民は安楽死という選択肢が存在することに慣れる、そして慣れれば例外はルーティーンとなり、ベビー・ブーマー（団塊の世代）の高齢化で財政的な圧力がかかれば例外はやがて必ずルールとなる――。

【注】

（1）http://www.mhlw.go.jp/stf/shingi/2r98520000020g6-att/2r985200000206kt.pdf
（2）「終末期の医療における患者の意思の尊重にかんする法律案（仮称）に対する会長声明」。http://www.nichibenren.or.jp/activity/document/statement/year/2012/120404_3.html
（3）横内正利　２０１２「高齢者における終末期医療」安藤泰至、高橋都責任編集『シリーズ生命倫理学　第４巻　終末期医療』丸善出版　59―74ページ。
（4）長尾和宏『「平穏死」10の条件』ブックマン社　２０１２年　１２５ページ。
（5）前掲　長尾　１５６ページ。
（6）http://www.yomidr.yomiuri.co.jp/page.jsp?id=67132
（7）バクバクの会「改めて尊厳死の法制化に強く反対します」２０１２年7月12日。http://www.bakubaku.org/songenshi-houseika-hantai-seimei20120712.html
（8）英語メディアは〝let elderly people hurry up and die（高齢者はさっさと死なせろ）〟と翻訳した。http://www.guardian.co.uk/world/2013/jan/22/elderly-hurry-up-die-japanese
（9）前掲、長尾　１６４ページ。
（10）前掲、バクバクの会。

（11）前掲　横内。

（12）『第4回宗教と生命倫理シンポジウム「尊厳死法制化」の問題点を考える』　財団法人日本宗教連盟　9ページ。

（13）社会保険旬報　No. 2509（16―22ページ），No.2510（28―33ページ），2010。

（14）日本尊厳死協会の岩尾は前述のシンポで「自殺幇助」のことを「消極的安楽死」と定義しているが、それは一般的な定義とは大きく異なっている。本来なら「消極的安楽死」であるはずのものを「尊厳死」という名のもとで法制化しようと活動する団体の理事長が、「消極的安楽死」とは「自殺幇助」のことだと定義することには極めて強い違和感がある。

（15）http://www.upi.com/Top_News/US/2009/12/31/Montana-allows-form-of-assisted-suicide/UPI-78521262298787/

（16）http://www.theglobeandmail.com/news/british-columbia/bc-supreme-court-strikes-down-ban-on-physician-assisted-suicide/article4267631/

（17）http://www.torontosun.com/news/canada/2010/04/21/13671026-qmi.html

（18）http://news.nationalpost.com/2013/01/15/quebec-to-legalize-assisted-suicide-death-a-medical-issue-health-minister-says/

（19）http://www.lifesitenews.com/news/what-stopped-assisted-suicide-in-massachusetts/

（20）http://seattletimes.com/html/health/2020313031_apusagingamericaassistedsuicide.html

（21）http://nhregister.com/articles/2013/04/05/news/doc515f19aaca02d730811337.txt

（22）http://www.cbsnews.com/8301-201_162-57585348/vermont-governor-signs-assisted-suicide-bill/　ほか。

（23）http://blogs.yahoo.co.jp/spitzibara/66075695.html

（24）http://www.guardian.co.uk/news/datablog/2010/feb/25/assisted-suicide-dignitas-statistics#data

(25) http://www.guardian.co.uk/society/2009/jun/21/dignitas-suicide-clinic-britons

(26) http://news.bbc.co.uk/2/hi/uk_news/england/hereford/worcs/7675745.stm　など。

(27) http://www.dailymail.co.uk/news/article-1199550/Famous-British-conductor-Sir-Edward-Downes-wife-die-assisted-suicide-clinic-Dignitas-Switzerland.html　など。

(28) http://blogs.yahoo.co.jp/spitzibara/63011983.html
　この段階までの英国人のディグニタスでの自殺事件についてはこのエントリーの文末に一覧をリンク。

(29) http://www.dailymail.co.uk/news/article-1321547/Dignitass-Ludwig-Minelli-Let-partners-terminally-ill-commit-suicide-die-too.html

(30) http://www.dailymail.co.uk/news/article-1269271/Fury-300-urns-containing-human-remains-Dignitas-suicide-clinic-Lake-Zurich.html　他。

(31) http://www.swissinfo.ch/eng/politics/Zurich_voters_reject_suicide_restriction.html?cid=30236234

(32) http://blogs.yahoo.co.jp/spitzibara/65229676.html

(33) http://www.christian.org.uk/news/swiss-assisted-suicides-rise-sevenfold-in-11-years/

(34) http://www.swissinfo.ch/eng/swiss_news/Assisted_suicide_numbers_up_in_2011.html?cid=32149416

(35) うつ病など精神障害によって自殺を希望している懸念がある場合には、専門家のアセスメントを受けるべく精神科に紹介することが求められており、一方にはオレゴン州の自殺希望者の4人に1人はうつ病や不安症だったとのデータ　http://www.bmj.com/content/337/bmj.a1682?ijkey=bc7d37e92efbfea7ce03a2d59bfd0c8b4623fa04&eaf　があるにもかかわらず、精神科に紹介されたケースはほとんどない。２０１２年のデータでは、尊厳死法を利用して自殺した人77人のうち精神科に紹介されたのは2人だった。

(36) ２０１２年に、患者が処方された毒物を飲んで死ぬ際に医療職が同席していたケースは77人のうち11人のみだった。処方薬では死に切れない患者が報告されている点でもこれは問題だが、本当に患者が自分の意思で飲んだのか、金銭問題など利害関係のある家族に飲まされたり、飲むようにそそのかされての行為だったとしても分からない。そこには尊厳死法が高齢者虐待に利用される可能性が潜んでいる。

http://alexschadenberg.blogspot.ca/2013/01/oregon-2012-assisted-suicide-statistics.html

（37）２００１年から２００７年までの７年間に１人もしくは複数の患者に尊厳死法の下で致死薬を処方したオレゴン州の医師は１０９人だった。同州で現役活動中の医師は約１万人なので、わずか１％の医師が書いたことになる。それだけではなく、７年間に書かれた処方せん２７１件のうち、61％はたった20人の医師が書いたもの。23％は３人の医師によって書かれていた。３人で60件以上もの致死薬の処方せんを書いたことになる。

http://www.oregonlive.com/opinion/index.ssf/2010/03/cornering_the_market_on_physic.html

（38）米国で自殺幇助合法化への世論形成に多大な影響力を及ぼしてきた合法化ロビーは「コンパッション・アンド・チョイス（Ｃ＆Ｃ）」。前身は、日本でも翻訳された（すでに絶版）“Final Exit”（1991）という自殺指南書の著者、デレック・ハンフリーが創設したヘムロック・ソサエティである。オレゴンの幇助自殺では大半のケースにＣ＆Ｃが関与しており、２００９年には59件のうち57件にかかわっていた。実に97％である。

http://www.oregonlive.com/opinion/index.ssf/2010/03/cornering_the_market_on_physic.html

ワシントン州の尊厳死法施行後、最初の数例が行われた際に、その情報を公開したのも州保健局ではなくＣ＆Ｃだった。

http://www.seattlepi.com/local/article/Sequim-woman-first-known-assisted-suicide-patient-1304106.php

他にも、ファイナル・エグジット・ネットワーク（ＦＥＮ）、エグジット（スイスの自殺幇助機関と同じ名称だが、こちらは国際的な組織。「エグジット」とは「出口」「出立」の意味なので「死」の代名詞として支援団体が好んで用いる用語）など、安楽死や自殺幇助の合法化に向けてロビー活動を行うほか、患者と医師らとともに原告となって訴訟を起こしたり、合法すれすれのところで自殺希望者に情報提供や直接的な「支援」まで行うなど、さまざまな団体がさかんに活動している。ＦＥＮは２００９年に闇で自殺幇助を行ったとして幹部やボランティアが逮捕され、９つの州で調査が行われる大きな事件があった。その後２０１１年に相次いで無罪判決が出ているが、現在も続いている訴訟もあり、複雑な事件である。
http://blogs.yahoo.co.jp/spitzibara/65805049.html
なお、米国におけるＣ＆Ｃの活動とＦＥＮ事件については、２０１２年11月に「スーイサイド・プラン」という詳細なドキュメンタリー番組がテレビで放映されており、インターネットでも公開されている。
http://www.pbs.org/wgbh/pages/frontline/suicide-plan/
２００９年のＦＥＮ事件の関係者らの証言が紹介されるほか、エグジット・ガイドと呼ばれるボランティアの会合で、自殺者が頭にかぶる袋やヘリウムタンクが持ち出されて、具体的な自殺支援の方法が解説されている場面や、実際の裁判の模様など、生々しい映像が含まれている。

（39）http://www.massagainstassistedsuicide.org/2012/05/benedetto-letter-to-boston-globe.html
（40）http://www.nejm.org/doi/full/10.1056/NEJMsa1213398
（41）http://www.bioedge.org/index.php/bioethics/bioethics_article/10334
（42）http://www.dailymail.co.uk/news/article-2059444/Senile-64-year-old-Dutch-woman-euthanised-longer-able-express-wish-die.html　ほか。
（43）http://www.independent.co.uk/life-style/health-and-families/health-news/euthanasia-squads-offer-death-by-delivery-7469070.html　ほか。
（44）http://blogs.yahoo.co.jp/spitzibara/58688465.html
（45）http://blogs.yahoo.co.jp/spitzibara/65550444.html

(46) http://www.telegraph.co.uk/news/worldnews/europe/netherlands/7841696/Euthanasia-cases-in-Holland-rise-by-13-per-cent-in-a-year.html
(47) http://blogs.yahoo.co.jp/spitzibara/61810844.html
(48) http://www.ieb-eib.org/en/pdf/20121208-dossier-euthanasia-in-belgium-10-years.pdf
(49) http://www.bioedge.org/index.php/bioethics/bioethics_article/10257
(50) http://ja.scribd.com/doc/47509584/Organ-Donation-After-Euthanasia
(51) http://www.bioedge.org/index.php/bioethics/bioethics_article/10231
(52) http://www.telegraph.co.uk/news/worldnews/europe/belgium/9801251/Euthanasia-twins-had-nothing-to-live-for.html　ほか。
(53) http://www.bioedge.org/index.php/bioethics/bioethics_article/10419
(54) http://www.bioedge.org/index.php/bioethics/bioethics_article/10388
(55) http://www.bbc.co.uk/news/health-19989167
(56) http://www.telegraph.co.uk/news/uknews/2130614/Debbie-Purdy-has-everything-to-live-for-except-a-dignified-death.html
(57) http://www.guardian.co.uk/society/2009/jul/30/debbie-purdy-assisted-suicide-judgement
(58) http://www.cps.gov.uk/publications/prosecution/assisted_suicide_policy.html
(59) http://www.telegraph.co.uk/news/politics/gordon-brown/7304308/Gordon-Brown-We-must-resist-the-call-to-legalise-assisted-suicide.html
(60) RTE to screen footage of Craig Ewert、s death, the Times, September 28, 2008　タイム誌はその後オンライン利用を有料化。

(61) http://www.telegraph.co.uk/news/uknews/2983652/Baroness-Warnock-Dementia-sufferers-may-have-a-duty-to-die.html　など。
(62) http://www.telegraph.co.uk/news/uknews/law-and-order/5278284/Dr-Death-attracts-100-people-for-suicide-workshop.html
(63) http://mecfsj.wordpress.com/me%E3%81%A8%E3%81%AF/me%E3%81%A8%E3%81%AF/
(64) http://news.bbc.co.uk/2/hi/health/8167454.stm
(65) http://www.telegraph.co.uk/news/uknews/law-and-order/7050051/Is-Frances-Inglis-a-cold-blooded-killer-or-a-loving-mum.html 他。
(66) Devoted mother Kay Gilderdale should never have been prosecuted, says judge, the Times, January 26, 2010　他。
(67) http://www.telegraph.co.uk/news/uknews/law-and-order/8987017/Lord-Falconer-assisted-suicide-law-fails-to-protect-or-punish.html
(68) ２０１２年８月に、法改正は議会の仕事であるとの理由から敗訴。悲観して食を断ち、肺炎で死亡。http://www.npr.org/blogs/thetwo-way/2012/08/22/159753557/british-man-who-lost-right-to-die-case-is-dead
(69) http://www.bmj.com/content/339/bmj.b3446
(70) http://www.communitycare.co.uk/articles/21/01/2010/113617/assisted-suicide-bill-introduced-in-scotland.htm
(71) http://www.telegraph.co.uk/news/uknews/law-and-order/8738415/44-assisted-suicide-cases-since-CPS-guidelines-published.html
(72) http://www.dailyrecord.co.uk/news/scottish-news/police-drop-investigation-into-dignitas-assisted- 1107963

http://www.dailymail.co.uk/news/article-2283561/Assisted-suicide-legalised-police-Secret-new-guidelines-senior-officers-mean-deaths-investigated.html

(73) http://www.telegraph.co.uk/health/8716207/Coroners-turning-a-blind-eye-to-assisted-suicide.html

(74) http://articles.latimes.com/2013/jan/20/local/la-me-suicide-assist-20130120 ほか。

(75) http://www.telegraph.co.uk/comment/letters/7079596/Carers-for-ME-sufferers-are-ignored-until-a-desperate-act-brings-sympathy.html

(76) http://www.theatlantic.com/magazine/archive/1997/03/whose-right-to-die/304641/

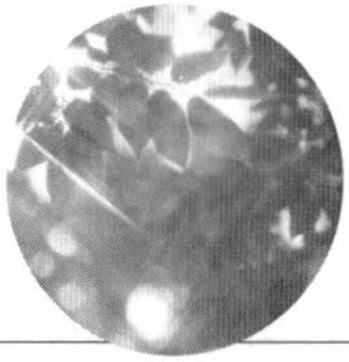

第2章

「無益な治療」論と死の決定権

1　医療側の決定権

●「無益な治療」論とは何か

前章で見てきた死の自己決定権を求める動きと並行して英語圏で進行しているのが、「無益な治療」論による一方的な治療の停止と差し控えである。前章で紹介した死の自己決定権をめぐる議論では、生命維持を拒否したり、死ぬことに幇助を受けたり、あるいは直接的に手を下して死なせてもらうのは患者本人の自己決定権である、という主張が行われ、患者の決定権をめぐる議論だった。それに対して「無益な治療」論では、患者や家族などが求める治療を、医療サイドが無益と考える場合には拒否することができる権限が主題となる。すなわち、こちらは医療職の決定権をめぐる議論である。

一般に、患者にとって利益がなく無益なら、その治療を提供する義務は医師にはないという原則は、医療現場ではすでにコンセンサスとなっている。その一方で、インフォームド・コンセントに見られるように、医療行為は患者本人または法的代理人の同意にもとづいて行われるという原則も、英語圏の医療現場では根付いている。その2つの原則のあいだに生じる相克が問題となった、もともとの「無益な治療」論争の始まりは、広く普及した心肺蘇生術（CPR）への疑問だった。心肺蘇生術が実は患者の救命には効果がなく、むしろ肋骨骨折や内臓損傷など患者に負担を強いているにすぎない場合があるのではないかとの疑問が生じてきたのだ。

　患者に益がない治療を患者や家族などから求められた場合に、患者を苦しめるだけの医療を続行する医療職には多大な心理的負担が生じる。そうした治療をするかしないかを最終的に決定する権利は、果たして本人、家族や法定代理人の患者サイドにあるのか、それとも医療職サイドにあるのか――。

　しかし、いったい何をもって「無益な治療」と判断するのかという問題は非常に難しい議論でもある。「無益」の定義とは何か。「無益」という概念そのものが、そもそも医療現場での判断に有用なのか――。「無益」という概念をめぐっては、生命倫理学者のあいだで今なお激しい論争が続いている。

　注目に値するのは、今なお一貫した「無益」の定義は存在しない、と多くの学者が口をそろえていることだろう。「無益」の定義としてよく知られているものに「生理的無益」「量的無益」「質的無益」などがある。「生理的無益」は、期待される生理的効果が患者に生じるかどうかだけを基準とする。最も狭義で、また最も客観的な基準である。「量的無益」は、治療に効果があった確率によって判断する。たとえば試みられた直近100回のうち1度も効果がないことを基準とする学者もいれば、成功率が5％以内かどうかを基準とする学者もいる。「質的無益」は、その治療から患者が受ける全人的な利益を問題とする。そこでは、治療から受ける利益を患者自身がうれしいことと認識できるだけのＱＯＬ（生活、生命の質）を達成できるかどうかが基準となる。この定義には、医療職の主観が入り込むのでは、という懸念が指摘されている。(1)

そのように今なお定義すらコンセンサスに至っていない「無益」概念だが、それでも英語圏を中心に近年、医療サイドに治療を拒否する権限を認める動きが法的にも慣行としても広がりを見せており、それに抗《あらが》おうと家族が訴訟を起こすケースが増加している。これらは「無益な治療」訴訟と通称されるが、その一例として、多くの生命倫理学者らが論じてきた米国テキサス州のゴンザレス事件がある。

●ゴンザレス事件とテキサスの事前指示法(2)

２００５年11月３日に妊娠35週で生まれたエミリオ・ゴンザレスは、進行性の神経代謝障害、リー脳症だった。治療の選択肢は限られており、たいていは３歳までに死亡する。エミリオも全般的な発達の遅れがあり、目が見えず耳も聞こえず、頭を持ち上げることも母乳を吸うこともできなかった。２００６年12月27日に虚脱肺となってオースティン子ども病院の小児科集中治療室に入院。人工呼吸器をつけ、鼻から胃に通したチューブによる栄養と水分の補給が始まった。

数カ月後、医療チームはエミリオの状態は不可逆で、治療を続けても本人の苦痛を長引かせるだけだと判断したが、母親は息子が生きて共にすごせる一瞬一瞬にかけがえのない価値があると主張し、自然に亡くなるまで積極的な治療の続行を求めた。話し合いは平行線をたどり、翌年３

月、病院の倫理委員会は母親に対して、転院先を探す10日間の猶予を経た後に生命維持処置を停止すると書面で通告した。

テキサスには、ブッシュ前大統領が知事だった１９９９年にできた「テキサス事前指示法」（ＴＡＤＡ）があり、〝無益な治療法〟と通称されている。オースティン子ども病院の通告は、このＴＡＤＡにもとづくものだった。ＴＡＤＡは生命維持処置をふくめ、病院内倫理委員会が一定の手順を踏んで無益と判断した治療は、本人や家族の意向にかかわらず一方的に停止することを認めている。ただし転院先を探す猶予として、通告後に10日間待たなければならない。

エミリオの母親は、ＴＡＤＡは憲法違反であると主張し、治療の続行を求めて裁判を起こした。判事は判決が出るまでのあいだ、治療を続けるよう病院側に命じたが、２００７年５月19日、エミリオは母親の腕の中で息を引き取った。

オクラホマ州セント・ジョーンズ・メディカル・センターの法学者、ジャン・スレーター(3)によると、患者の望む治療を引き受ける転院先が見つかるまで生命維持の続行を求めるなど、テキサスの事前指示法ほどラディカルではないにせよ、無益と判断した治療を拒否する権利を医療サイドに認める法律は２００８年段階で10州にあるという。そうした法律がない州や国でも、「無益な治療」論は広がりを見せており、訴訟が続発している。

ゴンザレス事件の翌年、大きな論争を巻き起こしたのは、カナダのゴラブチャック事件だった。以前に負った脳損傷のために障害があり、介護施設で暮らしていたサミュエル・ゴラブチャック（84歳）が肺炎となり、病院に運ばれて人工呼吸器と経管栄養依存となった。病院は生命維持を無益として停止を決定したが、正統派ユダヤ教徒の家族はそれに抵抗して提訴。裁判所は結論が出るまでの続行を命じたが、エミリオと同じくサムも判決を待たずに２００８年6月24日に死亡した。[4]

そのほか「無益な治療」論による生命維持処置の中止をめぐる訴訟や事件で、ここ数年のあいだに大きく報道されたり議論を巻き起こしたものとしては、２００８年に米国カリフォルニア州のリヴェラ事件、フロリダ州のウェバー事件、デラウェア州のリチャードソン事件。２００９年にはニュー・ジャージー州のベタンコート事件、英国のベビーＲＢ事件。２０１０年にカナダのベビー・イサイア事件。２０１１年にも米国ヴァージニア州のニラハビヤンバー（Nyrahabiyambere）事件、カナダのベビー・マラアクリ事件、今なお裁判が続行中のラスーリ事件など、多数ある。[5]

これらは病院側が生命維持を中止しようとし、患者や家族サイドがそれに抵抗した事件や訴訟だが、表面化するのは医療サイドと患者・家族のあいだに対立があったケースのみだ。両者が合意したケースや、対立があっても訴訟を断念したりメディアに訴えるに至らなかったケースを考えると、報道される事件は氷山の一角と考えるべきだろう。

●「無益な治療」論をめぐる議論

著名な生命倫理学者では、ロバート・トゥルオグがゴンザレス事件の直後に病院の判断と「無益な治療」法を批判する論文を書いている。トゥルオグはまず人工呼吸器をつけている患者は「常に安楽にすることができる」として、エミリオに苦痛を与えているという病院側の主張を退ける。コスト論についても、このようなケースは稀であるうえ治療を続けたとしても短期間で死に至るので、「無益な治療」論で生命維持を停止したところで節約できる医療費は大した額ではない、と主張した。さらに、ほとんど「医療の内部の人間」で構成される病院内倫理委は「医療者の価値観」が支配的だと指摘。「マジョリティの専横からマイノリティの権利を守ることに誇りを抱く」リベラルな社会として、多様な価値意識を認める努力を医療サイドに呼びかけ、「しかるべきプロセスの黄金律とは、正直な司法制度である」と書いて、司法の判断を仰ぐよう説いた。(6)

ノーマン・フォストは、２００７年のシアトル子ども病院生命倫理カンファレンスでの講演やシンポジウムでゴンザレス事件に触れて、人工呼吸器の有効性は認めながらも、エミリオはＱＯＬが低すぎてその有効性を感受できない、と病院の判断を支持している。また「量的無益」も「質的無益」も境界があいまいだとして、最終的にはその患者を救うためのコストを社会が認めるかどうかという判断である、と主張。しかしフォストは、社会の判断として司法の介入を認めるわけではない。彼は一貫して司法が医療の判断に介入することに激しく反発し、医師は裁判所に判断を求めず専門職として自らの判断で医療を中止するようくり返し説いている。(7)

ゴラブチャック事件では、家族が提訴したことが報じられた段階でピーター・シンガーが地方紙で論評し、「通常、患者に治療にかんする意思決定ができない場合には、家族の希望が重視されるが、家族の希望も患者の最善の利益にもとづいて行動する医師らの倫理的責任を超えるものではない」。さらに、カナダのように公費によって医療がまかなわれている国では、「カナダの納税者には市民仲間の宗教的信条を支えてやる義務はない」と書いた。彼は最後に、医師らの判断の方が勝《まさ》っているのだから裁判所は治療を継続させる命令を出すべきではない、と結論している(8)。

こうした議論からも、この章の冒頭で書いたように「無益な治療」論のテーマが医師の決定権であることが浮き彫りになってくるだろう。患者や家族と医療サイドの意見が対立した場合には、医療サイドは一方的に治療を停止する権限を認められるべきか——。それが「無益な治療」論争の中心テーマなのである。

英語圏の障害者運動は「無益な治療」事件が起こるたびに敏感に反応し、激しい批判を展開している。ベタンコート事件(9)では、「法廷の友」としていくつかの障害者団体が裁判所に意見書を提出した。「無益な治療」論による一方的な生命維持の中止に対する障害者運動からの批判の大きな論点として、コスト論が持ち込まれる懸念、法の下での平等な保護の権利が侵される懸念のほかに、医療には歴史的にも障害に対するネガティブな捉え方が深く根付いている、という懸念がある。そのために医療現場では障害児者の予後は実際よりも悲観的なものとして告げられがちであり、またQOLのアセスメント（評価）が当事者自身による実際の感じ方よりもはるかに低くなる傾向があると指摘する。

この指摘を裏づける研究結果もここ数年いくつか出てきている。2010年にブリティッシュ・メディカル・ジャーナルに発表されたフランスの調査では、ロックトイン症候群（閉じ込め症候群＝意識はあるが全身麻痺で体はほとんど動かせない状態）の患者の72％が幸福だと答えており、死にたいと考えたことはないと答えた人が68％もいた。(10) 次節でくわしく紹介するケンブリッジ大学のオウエンの研究で12年間ずっと植物状態だとされてきた男性に意識があることが確認された際にも、男性は苦痛は感じていないと答えている。(11)

また2012年に米国小児科学会誌に発表されたカナダの調査でも、トリソミー13、18（染色体の13番、18番がそれぞれひとつ多い状態）の子どもについて医師から親が聞かされた予後とその後の生活での親の実感とに大きなギャップがあることが浮き彫りになっている。論文の主著者であるモントリオール大の生命倫理学者アニー・ジャンビエは、「我々の研究が示しているのは、医師と親とでは何がQOLかという捉え方が異なっている可能性があるということだ」と述べている。(12)

法学者であり生命倫理学者でもあるアリシア・ウーレットは、ニューヨーク州の検察官として重症障害者の延命中止をめぐる訴訟を担当した際に、障害者運動からの激しい抗議行動にショックを受けた。それを機に、医療と障害者運動とのあいだにある溝の大きさ深さを知り、どうしたらその溝を埋められるかを考え始めた彼女は２０１１年に刊行した著書[13]で、まずなすべきことは両者が互いから学びながら信頼を築く努力だと主張する。そして、そのためには医療の側により多くの努力が求められると説く。

　テキサス州の事前指示法についてもウーレットは、「無益な治療」が定義されていないこと、「無益」性判断が医療職の専門性に全面的にゆだねられていることなどの問題点を指摘し、「このような無益な治療論の枠組みは、治療の結果がどうなるかについて医師が偏見を持ちこまずに判断するとの信頼を欠いては決して受けいれられることはない」と書いている。そして、弱い立場にあり懸念を抱えている人びとと医療文化とのあいだに信頼を築くためには、少なくとも当面のあいだは「無益な治療」論を棚上げし、法制化よりもていねいな対話と調停によって係争の解決を模索すべきだと提言する。また前述のスレーターも、「無益な治療」法はあくまでも最後の手段とし、ていねいなコミュニケーションを通じて信頼関係を築くことによって係争を解決するのが望ましいと結論している。

　この2人が提言していることは、日本の尊厳死法制化の議論においても大きなヒントではないだろうか。「医師に任せておいたらひどい目にあうから」と医療への不信を前提に「患者自身が自分で延命治療は放棄せよ」と、当の医師によって説かれる「尊厳死」や「平穏死」では、あまりに悲しくはないだろうか。患者が「どうせていねいなケアなど受けられないのなら」と選択肢を自ら限定して「私はさっさと死なせてほしい」と望む「自己決定」では、あまりに寂しくはないだろうか。それでは医療への信頼が取り戻されることはなく、むしろ深められていく一方だろう。「ていねいなコミュニケーションを通じて自分の思いや人生観、死生観を尊重してもらい、常にていねいで過不足のないケアを受けたい」と患者が本当の願いを口にすることができるようになるためには、議論はむしろ「医師に任せておいたらひどい目にあう」という医療への不信が払拭《ふっしょく》される方向に向かうべきではないのか。ウーレットが言うように、弱い立場にある病人や障害者が医療文化への信頼をとりもどすためにはどうすべきか。本当に考えるべき問題はそこにこそあるのではないだろうか。

●一方的DNR指定

しかし英語圏の医療現場の現実は、このように慎重とていねいな信頼関係構築の努力を呼びかける学者らの声とは反対方向に向かっているように思われる。これまで概観してきた事件や訴訟は、「無益な治療」論による生命維持の停止が問題となったものだった。その一方、ここ数年、特に英国で目立っているのは「無益な治療」論による一方的な心肺蘇生の差し控えをめぐってトラブルや訴訟となる事件である。本人も家族も知らないうちに医師や病院によって、万が一の場合にも心肺蘇生を不要とする指示（DNRまたはDNAR）がカルテに書きこまれてしまうケースが増えて問題となっているのだ。高齢者の虐待防止チャリティからも、一方的なDNR指定は「危険な状況」にあり「特に懸念される」問題だとする報告書が出ている。(14)

これまで見てきた事件を「無益な治療」論による一方的な生命維持の停止をめぐる事件と捉えると、こちらは救命の差し控えヴァージョンと捉えることもできるかもしれない。なかには、患者の意識がはっきりしていて本人も家族も蘇生を望んでいるケースもある。

たとえば、ジャネット・トレイシー事件。ジャネット（65歳）は、2011年2月に肺がんと診断されて化学療法を受けることになったが、治療開始予定の数日前に交通事故に遭い、首の骨を骨折。2月9日にアッデンブルックの病院に入院した。入院時にもその後もジャネットの意識ははっきりしていたにもかかわらず、本人が知らないうちに27日にカルテに心肺蘇生不要との指示が書きこまれた。数日後に気付いたジャネットは、自分は蘇生を望んでいると抗議。いったんはDNR指定が取り消されたものの、3月5日に再びカルテに書きこまれ、ジャネットは7日に亡くなった。一方的なDNR指定はジャネットの人権を侵害するものだったとして夫が提訴した。

こうした事件を報道する一連の記事によると、英国にはDNR指定に本人や家族の同意を必要とする法律は存在せず、医師会のガイドラインなどにより最終的な決定権は医師にあるとされている。そうしたガイドラインも本人や家族とていねいな話し合いをするよう勧めてはいるが、DNR指定をめぐる方針はNHSトラスト(15)に任されており、対応にはバラつきがある。続発するトラブルを受け、NHSも病院や医師らに対して、本人や家族と相談して極力同意をとるように勧告している。

しかし、2012年9月にガーディアン紙が報じた事件も、終末期でもなければ進行性の病気でもない障害者に一方的なDNR指定が行われたものだった。男性はAWA（仮名）。AWAは50年間両親のケアを受けて暮らした後で、2010年にケア・ホームに移った。2011年8月と9月に栄養チューブの不具合のために2度入院したが、退院時の荷物の中に紛れ込んでいたDNR指定用紙を介護者が見つけた。その後、肺炎で入院した際にも本人にも家族にも知らせずにDNR指定がカルテに書きこまれ、取り消しを求めた地域の知的障害者担当保健師は担当トラスト幹部に抗議しなければならなかった。AWAは1年後の報道時には存命で、ケア・ホームで暮らしている。2011年9月のDNR指定は、理由の欄に「ダウン症候群」「嚥下《えんげ》不能」「寝たきり」「知的障害」と書かれ、無期限に有効とされていた。[16]

●看取りケア・パスの機械的適用問題

英国では、もうひとつ非常に気になる問題が浮上している。リヴァプール・ケア・パスウェイ（LCP）という看取りケアのパス（治療の標準化、効率化を目的に作られたケアの工程表）が病院の経費と手間の削減のために、まだ生きられる患者に機械的に適用されている、と指摘されているのだ。LCPは、死にゆく患者の最後の時間を苦しみが少ないものとするべく、チーム医療のスタンダードな手順をエビデンス（科学的根拠）にもとづいて提示するクリティカル・パスである。2003年に作られ、英国では2004年にNICE（国立医療技術評価機構）によって推奨モデルとされた。日本でも導入されている。

LCPが高齢者に機械的に適用されていると指摘する声は2009年から上がっていた。2009年9月に、緩和ケアの専門医らが連名でデイリー・テレグラフ紙に告発の書簡を送ったのである。本来なら細かく症状のアセスメントをくり返しながらチームで慎重に判断したうえで始めることになっているLCPが、まだ回復の余地のある患者にまで適用されて栄養と水分を引き上げられ、脱水で混乱すると死ぬまで鎮静が続けられている、それでは患者に回復の兆しがあったとしても分からない、と彼らは訴えた。そして、理念が失われ思考停止の項目チェック作業に堕したLCPは、むしろ「死のパスウェイ」となっている、と書いた[17]。

しかし、この問題がいよいよ大きな論争となって火を噴いたのは、2012年6月だった。ロンドンでの医師会講演で大物医師が直截な言葉で非難したのである。ケント大学の臨床神経科教授、パトリック・プリシノは、「適切な症状の分析もなしにLCPが始められることが多い」「まだかなり生きられるはずの高齢患者がLCPによって殺されている可能性が高い」「エビデンスもなしに始められるLCPは、もはやケア・パスウェイというより幇助死パスウェイと化してしまった」「3~4日のうちに死が訪れるとか、それ以外のこれこれの時期に訪れると予測することなど科学的に不可能である。LCPでこのように死期を決めてしまうことが自己満足な予言につながっているが、おそらくは命の質が低いとか治療のアウトカム（結果）も悪かろうという医師やその他医療職の個人的な捉え方が作用して患者にLCPが適用されているのだろう」などと述べ、激しい批判を展開した。プリシノはその背景にある要因として、ベッドを空けなければならないプレッシャーと、高齢者のケアには手がかかることを挙げた[18]。

ＮＨＳの医療下で亡くなる患者は年間45万人。そのうち約29％に当たる13万人がＬＣＰを適用されている[19]。デイリー・メール紙もＬＣＰの機械的適用問題を大きく取り上げ、一気に大論争となった。９月には、ＬＣＰそのものが誤解されていると危機感を募らせた緩和ケア関連の22団体が連名でコンセンサス声明を発表し、ＬＣＰの正当性を訴える。論争の激化に、ついに政府も重い腰を挙げて調査に乗り出すことを決意。独立した責任者を任命して２０１３年の報告をめどに調査に当たらせていた[20]。

２０１３年８月に刊行された調査委員会の報告書では、経験豊富で意識の高い医療職が適切に用いた場合にはＬＣＰは患者に穏やかな死をもたらすと評価しつつも、ほぼそれまでに指摘されてきた通りの適用実態が報告され、当面のＬＣＰ利用を控えることや、終末期医療のあり方を抜本的に見直す必要など多くの具体的な提言が行われている。

●医師が慣れれば例外はルーティーンになる

ＬＣＰの機械的適用論争を考えるときにいつも私の頭に浮かぶのは、１章の末尾で紹介したエゼキエル・エマニュエルがオレゴン州の尊厳死法を批判して発した、「医師も国民も慣れるのだ」との警告である。

「いったん合法化されるや、医師による自殺幇助も安楽死もルーティーンとなる。時間が経つにつれ、医師は生命を終わらせるために注射をすることに抵抗を感じなくなり、アメリカ国民は安楽死という選択肢があることに抵抗を感じなくなる。抵抗を感じなくなれば、私たちはその選択肢を、社会から見て苦しんでいて無目的な人生を送っているように見える人たちにも広げたくなるだろう」[21]。

それを避けるためには、あくまでも患者を死なせることは違法としておいたうえで例外を認める以外にはない、とエマニュエルは提言している。腫瘍科専門医であるエマニュエル自身、あらゆる緩和の手段を尽くしても苦しむ患者がいることは体験的に知っているという。だからこそ、包括的に合法化するのではなく、誰かの命を終わらせようと望む人には、あらゆる手を尽くしたことを証明する責任を負わせて、その証明ができたときにだけ例外を認めようというのである[22]。

エマニュエルはその後も一貫して、ＰＡＳ（医師による自殺幇助）を合法化するよりも死にゆく人へのケアを改善し充実させ、誰もが質の高い緩和ケア、ホスピスケアを受けられるようにすることが先決だと説き続けている[23]。しかし英国の論争は、本来はそうしたクオリティの高い看取りケアを標準化し普及することを目的として生まれたはずのＬＣＰにすら、いったん導入され医療職が慣れれば機械的に適用され、手間ヒマをかけず効率的に死なせるための手段に堕《だ》してしまうリスクがあることを示唆している。人は慣れるのだという16年前のエマニュエルの指摘には、なおさら無視できない恐ろしさがあるのではないだろうか。

●コスト論とともに拡大する対象者の範囲

このように英語圏の「無益な治療」論による生命維持の一方的な停止や、救命措置や治療の一方的な差し控えをめぐる事件や訴訟、その周辺での議論を数年間インターネットで追いかけてきて、私が気になるのは、事件が起こり議論がくり返されるたびに、少しずつ「無益な治療」論そのものが変質・変容していくように感じられることだ。そこでは、これまでに指摘されてきた「無益な治療」論への懸念が次々に現実となっていくようにすら見える。

まず気がかりなこととして、コスト論がどんどん露骨になっている。エマニュエルは前述の1997年の論考で、もうひとつ、安楽死が合法化されるとルーティーンとなり自己決定能力のない人にまで行われるだけでなく、ベビー・ブーマー世代が退職し始めると人口の高齢化で医療・福祉財政からの圧力が生じ、やがてルールとなる、と重要な警告を発している。英語圏では安楽死はいまだ合法化されていないし、医師による自殺幇助も米国の3州でしか合法化されていないけれど、その一方で「無益な治療」論の広がりや変質という形で、エマニュエルの16年前の予言は現実のものとなりつつあるのかもしれない。

2007年のゴンザレス事件では、倫理委が非公開だったことや一家が貧しい母子家庭だったことから、実は医療費が問題なのではないかとの憶測が流れ、その点でも疑念や批判が出た。それに対して、病院側は「コストは問題にしていない」とくり返し釈明した。しかし2011年にニュー・ジャージー州で、植物状態とされたルワンダからの合法移民の女性（58歳）に、家族がいて続行を望んでいるにもかかわらず病院の弁護士が推薦した法定代理人が立てられて、栄養と水分の引き上げが決定されたニラハビヤンバー事件では、法廷代理人はメディアへの質問に応えたメールで以下のように書いている。

「一般に考えて、予後が悪い患者のために少ない医療資源をそんなにたくさん自由にする権利が、どうして一家族や一個人にあるのですか。それは、その資源があれば現に利益を得るかもしれない他の患者を犠牲にすることなのに?」(24)。

同じく2011年にカナダで回復不能の植物状態にあるとされる1歳の男児について、裁判所が呼吸器の取り外しを認めたジョセフ・マラアクリ事件でも、ピーター・シンガーが功利主義的なコスト論を説いている。この事件では、判決の後も家に連れ帰って死なせてやりたいと望む両親の願いを受け、キリスト教系の支援団体が募金を行った。そのおかげでジョセフは米国の病院で気管切開を受け、5カ月後に亡くなるまで自宅で過ごすことがかなったが、シンガーは、その募金について、「もしプリースト・フォー・ライフが真剣に人命を救おうとするなら、子ども時代の正常なよろこびを経験することも、まして成人することもできないというのに、ほんの数カ月だけベッドに横たわっている時間を延ばすためにジョセフを『救出する』代わりに、募金で集めた金を使って150人の命を（途上国にワクチンを届けることによって）救うことができたはずだ」と書いた(25)。

しかし、このような功利主義的なコスト論は、固有の事実関係にもとづいて、特定の治療がその患者にとって無益かどうかを検討する個別判断の問題から、一定の障害像の人への生命維持のための医療費を社会が認めるかどうか、という包括的な問題へと「無益な治療」論を飛躍させてしまうものではないだろうか。

シンガーは前述したように、ゴラブチャック事件に際して「納税者には市民仲間の宗教的信条を支えてやる義務はない」と書いた。しかし、家族が生命維持の続行を求めるのは必ずしも宗教的信条のためばかりではない。ゴラブチャック事件でシンガーのこの主張に頷いた人の多くは、もしかしたら次には「宗教的信条」を「個人的な死生観」「愛する家族への思い」など他のものに置き換えても、「納税者には支えてやる義務はない」という主張に同様に頷くのではないだろうか。それなら、シンガーが「宗教的信条を支える義務はない」という言い方で暗に主張しているのは、実際はノーマン・フォストと同じく、生命維持のコストを認めるかどうかを決めるのは社会や納税者だ、ということではないだろうか。

もうひとつの疑問は、シンガーもフォストも社会や納税者が決めることだと言いながら、同時に専門家である医師に決めさせろと主張することだ。それは、医師に社会や納税者の代表として判断をしろということなのだろうか。しかし特定の患者の特定の治療をめぐる専門職としての医師の判断とは、納税者や社会の判断と常に相いれるものなのか。「無益な治療」論では、医師の判断よりも患者や家族の意向が優先されることは専門性への侵害だと主張されるが、こうしてコスト削減の要請を背負った社会や納税者の代表たれと求められることもまた、医師にとって同じく専門性への侵害ではないのだろうか。

いったい、ここで議論されているのは「特定の治療が患者本人にとって無益かどうか」という個々の医学的判断なのか、「患者本人の利益にならない医療はコストの無駄だからやめるべき」という不適切なコストをめぐる医療財政問題なのか、それとも「仮に患者本人の利益になるとしても、一定の障害像の人への医療コストは社会が認めない」と、医療費削減のために重症障害児者の医療を切り捨てようとする〝人間の選別〟の問題なのか。それぞれは別個の問題でありながら、それらがぐずぐずのまま議論がくり返されるたびに、「死の自己決定権」議論でもそうだったように、「無益な治療」議論で問題となる障害像も少しずつ拡大していくように思われてならない。

ゴンザレス事件やゴラブチャック事件の段階では、少なくとも病院側の「無益な治療」判断の根拠は「終末期の患者に効果のない治療で苦痛を強いているだけ」というものだった。しかし、その後、少しずつ患者の認知レベルやＱＯＬが問題とされるようになり、それに伴って「救命できない」という根拠に、「回復の見込みがない」や「治ったとしてもＱＯＬが低いままになる」という判断が混じり込んでくる。重症障害はあるものの必ずしも死に瀕しているわけではなく苦痛に苦しんでいるわけでもない、人工呼吸器や栄養と水分の供給さえあれば生きられる患者から、その呼吸器や栄養と水分が「無益」として引き上げられていくのだ。

前述のニラハビヤンバー事件でもベタンコート事件でも、病院サイドが治療を「無益」と判断した根拠は、患者が植物状態※だということだった。ゴンザレス事件やゴラブチャック事件の頃の終末期の患者から、「無益な治療」論の対象者は明らかに植物状態の患者へと拡大している。そして、ここへきて「無益な治療」論は、また新たな転換点を迎えているのかもしれない。

※米国の遷延性《せんえんせい》植物状態（ＰＶＳ）は、１９９４年の the Multi-Society Task Force on PVS の診断基準では、発症から1カ月以上、以下の状態が続いていること。①自己・周囲を認識しておらず、コミュニケーション不可、②様々な刺激に対して再現性のある、目的を持った反応なし、③言語理解と表出ができない、④睡眠―覚醒サイクルは保たれている、⑤脳幹には損傷なし、⑥し尿失禁状態、⑦反射機能はある程度保たれている。（戸田聰一郎「意識障害における尊厳死で何が問われるか」『現代思想』２０１２年６月号２２３ページを参照）

植物状態とされる患者の「無益な治療」論による生命維持の中止が係争になるケースで共通しているのは、患者には意識があり家族からの声かけには反応を見せている、と家族側が訴えることだ。そして実際に、植物状態との当初の診断が、当初から家族が主張していた通りに最小意識状態※へと覆《くつがえ》った事件がある。現在カナダで進行しているラスーリ訴訟である。

※英米の最小意識状態（ＭＣＳ）の診断基準としては、２００２年に the Aspen Neurobehavioral Workgroup が、以下の項目のうち1つ以上が当てはまること、としている。①単純な命令に従う、②理解可能な発語、③正誤に関わらず、身ぶりや言語でイエス・ノーの反応が可能、④文脈に応じた合目的的な行動（物体に対して注視・追視が可能、など）。（前掲　戸田を参照）

イランからの合法移民であるハッサン・ラスーリ（２０１１年3月当時59歳）は、２０１０年にサニーブルック病院で脳の良性腫瘍の摘出手術を受け、手術は成功したものの術後の細菌性髄膜炎から脳と脊髄を損傷して、昏睡状態に陥った。ハッサンは回復不能な遷延性植物状態にあるため生命維持の続行には医学的利益はないとして、病院側は緩和ケアに切り替えることを提案。イランでは医師だったハッサンの妻は、生命維持の停止は本人と家族のイスラム教徒としての信条に反する、また医療へのアクセスは基本的人権である、と主張して拒否した。さらに、夫には反応があって症状の改善も見られており、最小意識状態が植物状態と誤診されているのではないかとも疑問を呈した。

下級裁判所は、カナダ医療同意法を根拠に「治療」には「治療の停止」も含まれているので停止にも同意は必要との判断を示し、同法が定める同意・同意能力委員会の判断が出るまで生命維持の続行を命じた。しかし医師側はハッサンの生命維持は「死を長引かせているだけ」であり、患者の最善の利益を決めるのは専門職としての医師の責任だと主張して、即座に上訴。その後、2011年12月に最高裁の審理に提出された供述書によると、ハッサンは家族に対して「サムズ・アップ（親指を立てる動作。グッドなどの意）」や「ピース」サインをする、指示に応じて目を開閉するようになったなどとして、診断が最小意識状態に変更された。(26)

植物状態と診断された人の意識状態を探る研究を続けている脳神経外科、エイドリアン・オウエンもハッサンの意識状態には興味を示している。オウェンは2012年4月にハッサンを診察しており、今後の行方が注目される事件である。

●「どうせ」の共有を広げていく生命倫理学者らの問い

その一方、最近ではハッサンのように最小意識状態だと判明した患者についても、かぎられた資源を他に回した場合に得られる利益と比較して「コストがかかりすぎる」との声が上がり始めている。本来は特定の患者をめぐる固有の事実関係の中で、特定の治療がその患者にもたらし得る利益と、そのためにその患者に負わされるリスクと負担とを比較考量するのが医学上の最善の利益判断であるはずなのに、特定の治療にかかるコストについて、それが特定の一人の患者にもたらし得る利益と他の架空の患者にもたらし得る架空の利益とを比較して問題にする功利的なコスト論が広がりを見せている。

2011年に米国の周産期医学会雑誌にマーキュリオが発表した論文によると、トリソミー13の新生児ダニエルに両親の望む心臓手術を提供するかどうかが検討された倫理委で、やはり「公平な医療資源の分配という観点から、この手術はどうか。それだけの費用を他に回せば、もっと多くの子どもの命を救うことができるのでは?」との疑問が出ている。倫理委は最終的に「どの患者でも医療判断は本人のニーズと利益にもとづいて行われており、この患者だけに別基準を適用するのは公平ではない」と結論した。ダニエルの手術は行われ、論文発表当時4歳。自宅で暮らしている。[27]

そもそも、救うことのできる潜在的な命の多寡だけが問題なのであれば、現実の一人の患者に対する特定の治療にかかる費用に対して、「その費用を他に回せば、どれほどの人の命を救えるか」と潜在的な可能性として救われる命の数とが比較計算されるかぎり、常に現実の一人には分《ぶ》がないのではなかろうか。たとえば、臓器移植を受ける一人の患者にかかるコストについて「その費用を途上国のワクチンに使えば、何人の子どもの命が救われるか」と問うたときに、もしも本当に救える命の多寡だけが問題なのであれば、答えはジョセフ・マラアクリに問われた場合と変わらない。

実際には、「この人へのこの医療行為にかかるコストを他に回せば、もっと多くの命を救うことができるのではないか」という問いは、ダニエルの手術を検討した倫理委が指摘したように、患者によって、あるいは医療内容によって、問われる場合と問われない場合があるのだ。そして、その問いが問題にしているのは、本当はコストに対して救うことのできる命の多寡ではないし、言葉で問われる問いそれ自身は本当は何も問うてなどいない。この問いが問われることの意味は、あらかじめ問われる治療と患者が選別されていることにある。この問いを投げかける人が問うているのは、本当は「その選別に同意するかどうか」なのだ。

そうした問いが、カナダの1歳児、ジョセフ・マラアクリの生命維持について問われ、最小意識状態の患者の生命維持について持ち出されるときに、それに「もっともだ」と応じる人は、救われる命の数の比較に説得されているのではなく、本当は問う人があらかじめ行っている選別に説得されている。そこでは「だって、どうせジョセフは重症障害児だから延命コストには値しないじゃないか」と、言葉では問われていない別の問いが暗に投げかけられ、同意をうながしている。それに、問われた側の中にある無意識の「どうせ」が呼応し、「もっともだ」と説得されているのではないのか。

もしも、表向きはもっともらしい比較計算を装いながら、言外に「どうせ○○な人の延命なのだから」という無意識の選別を多くの人に共有させていくことができるなら、問う人がその○○の中身を少しずつ変えても、問われる側の無意識に○○への「どうせ」が共有されているかぎり、線引きをじわじわと動かしていくことも可能になるだろう。

２０１３年1月、ラスーリ訴訟の舞台となっているサニーブルック病院で新たな「無益な治療」事件が報じられた。今度は、医師らは脳卒中の発作からわずか1カ月しか経っていない患者から人工呼吸と経管栄養を引き上げようとしている。その根拠として挙げられているのは、患者が「広範で」「不可逆な」脳損傷を負っており、「自立生活はできず他者による介護または施設介護を常時必要とするようになる」との予後で医師らの意見が一致していることである。(28)

いったい「無益な治療」論の対象者はどこまで拡大されていくのだろう？　議論がくり返されるたびに「無益な治療」論のスタンダードが少しずつ変質、変容していき、それにつれて対象者がこうしてじわじわと拡大してゆく現象は、「死の自己決定権」議論で自殺幇助や安楽死が許容される対象が拡大してゆく現象を思わせる。しかし、患者の「死の自己決定権」の問題として尊厳死、安楽死、自殺幇助が説かれながら、一方からは、このように患者の意思にかかわらず一方的に治療を停止し差し控える医師の決定権として「無益な治療」論の包囲網が迫りくるなら、結局のところ患者には「生きる」という自己決定は封じられていることにならないだろうか。

「にもかかわらず生きる」と自己決定しようとしても、社会や納税者の代表としての判断を背負わされた医師から「あなたはＱＯＬが低すぎるから」あるいは「あなたは救命・延命しても、どうせ要介護状態になるから」、だから「あなたへの医療コストは無益」と拒否されてしまうのだとしたら、「死ぬ」という一方向にだけ尊重される「自己決定権」が、本当に患者の自己決定の「権利」と言えるのだろうか。

2　「意識がある」ことの発見

こうした「無益な治療」議論を考える際に、多くの人が「自分や家族が万が一、脳死や植物状態と診断されるような状態になったら……」と想像し、「回復の見込みもないまま、そんな状態でただ肉体としてのみ生かされていくのはごめんだ」と考える。しかし、実際に自分の愛する家族がそういう状態になったときには、そう簡単にさっぱりと頭で考えた通りに割り切れないのが情というものだろう。脳死や植物状態と診断され医師からは回復の見込みはないと言われながら、あきらめきれない家族の思いが「意識がある」ことへの発見のきっかけをつくり、程度はそれぞれながら回復することができた人たちのケースがかなり報告されている。そのうちのいくつかを紹介してみたい。

●ザック・ダンラップ（米テキサス州　２００８年）

ザック・ダンラップは19歳だった２００７年11月19日に交通事故に遭い、テキサス州の病院で脳死を宣告された。脳スキャンの画像を見せられた父親は、血流はまったく見られなかったという。家族は臓器提供に同意。いよいよ臓器摘出チームがヘリコプターで病院に向けて飛び立ち、家族は最後のお別れにベッドサイドに集まった。看護師をしている従兄がためしにポケットナイフで足の裏を切ってみたのはそのときだった。ザックは思わぬ激しい反応を見せ、家族を驚かせた。48日後に退院し、2008年3月24日にNBCテレビの番組に出演した21歳のザックは、元気になっていた。記憶や細かい動きに障害が残っているもののリハビリ中だといい、キャスターと次のような会話を交わした。

「聞かせてもらったことの中に私は鳥肌が立つことがあるんですけど…（略）…あなたは医師が自分の死亡宣告をするのを聞いたんですよね？」

「はい」

「どんな気持ちでしたか」

「起き上がったり動くことができなかったから、そのときやりたかったことができなくてよかったです」

「そのときやりたかったことというのは、医師につかみかかって揺さぶり『自分はここにちゃんと生きている！』と言いたかった、ということですか」

「（もし自分が動くことができたら）医師らは放り出されて、たぶん窓はこなごなになったでしょうね(29)」。

●〝可逆的脳死〟報告（米国 2011年）

クリティカル・ケア・メディスン誌の2011年6月号で、エモリー大学の脳神経科医アダム・ウェッブらが「米国神経学会のガイドラインを完全に守って診断された脳死が成人患者で覆った初めての報告症例」を発表している。患者は55歳の男性。心臓麻痺から心停止に至り、心肺蘇生で血流が回復。低体温療法が実施されたが、6時間にわたる脳死判定を経て脳死と診断され、家族は臓器提供に同意した。ところが脳死診断から24時間後、臓器摘出のために手術室に運ばれると、患者には瞳孔反射、咳きこみ反射、発汗がみられたため、臓器摘出は中止された。回復は一時的なもので、患者の予後に影響したわけではないが、論文は低体温療法を受けた患者の脳死診断には慎重を強く求めている。[30] 定義上、不可逆でなければならない脳死に、可逆的な脳死事例が発生したという重大な報告である。

●スティーブン・ソープ（英国 2012年）

2008年2月に交通事故で脳に損傷を負った当事17歳のスティーブン・ソープは、2日後に4人の専門医に脳死と診断された。医師らは「臓器提供についても考える必要がある」という表現で両親に生命維持の停止を勧めたが、両親は息子にはわずかながら反応があるとしてそれを拒否し、セカンド・オピニオンを求め続けた。一家のGP（一般医）の依頼を受けた神経外科医がスティーブンを診察し、脳死ではなくわずかながら回復の望みがある、と診断する。それを受けて担当医らがスティーブンの重鎮静を解いてみると、2週間後に彼は意識を回復した。そして7週間後に退院。

4年後の2012年の報道時、21歳になったスティーブンは左腕が動かず、何度も顔の形成手術を受けているが、自分では「完全回復」だと思う、あきらめなかった両親に感謝している、と語った。神経外科医を紹介したGPは「この結果には驚いていますが、知られている以上にこういうことは起きているのかもしれないと気がかりです[31]」。

●相次ぐ睡眠薬による「覚醒」事例

ごく一般的な睡眠薬の成分であるゾルピデムによって、事故や脳卒中で永続的植物状態と診断された人たちがにわかに目覚め、2時間程度、意識が清明になり、話したり歩いたりできるようになる、という不可思議な現象が世界各地で起こっている。2006年にウォリー・ネルらがニューロ・リハビリテーション誌とニュー・イングランド・ジャーナル・オブ・メディスン誌に報告した。

最初の症例は、1994年に南アフリカで交通事故から植物状態となったルイス・ビルジョーン（24歳）。彼が手でシーツをかきむしるような動きをするのを見た看護師が、意識の深いところで不快なのでは、と考えて医師に睡眠薬の処方を提案した。母親が飲ませると25分後に「んー」という声を出し始めた。母親の方を向いたので「ルイス、聞こえる？」と問うと「イエス」。「ハローと言って」「ハロー、ママ」。事故から5年後の1999年のことだった。

英国のガーディアン紙の記者が2006年に、南アフリカでルイスをふくめネルの患者らを取材して記事を書いている[32]が、患者の中には飲む前にはグラスゴー・スケールで6だった意識状態が、飲んで10分後には9まで改善する人もいたという。記者は患者らが薬を飲む場面にも立ち会っており、ルイスは薬を飲んでしばらくするとみるみる顔に赤みが差して、10分後には笑い出し、記者に質問を始めたという。外見も状態も前後でまったく違っているが、記者の質問に対して、薬を飲む前と後とで意識状態はまったく同じままだ、と答えている。その後ルイスは効果がだんだん持続するようになり、2011年のニューヨーク・タイムズの報道時には薬を飲まなくてもよくなっていた。

2006年の報道の段階でネルはルイスのケース以降、150人にゾルピデムを使用し、約6割の患者で改善が見られたと語っている。メカニズムはまだ説明も解明もできないが、これまでは死んで回復不能と考えられていた脳細胞が、実際は眠っていただけなのでは、とネルらは推測している[33]。

ニューヨーク・タイムズが2011年にこの不可思議な現象について報じた際[34]に紹介したのは、テネシー州のクリス・コックスの事例である。クリス（当時26歳）は2008年10月に鎮痛剤の過剰摂取から心停止を起こし、救命された。医師らは、その夜のうちにふたたび心停止を起こして死ぬからと呼吸器を外すように勧めたが、両親は拒否。DNR（心肺蘇生不要）指定に署名を求められたが、それも拒否した。結局、心停止は起きず、クリスは4日後に意識を回復した。3年後の報道時、話すことはできず寝たきりで胃ろう依存だが、ゾルピデムを飲んでいる効果か認知は改善していると家族はいい、担当医もクリスが植物状態を脱して最小意識状態との境界レベルにあると認めている。

この医師が、クリスが植物状態を脱したことに気付いた経緯がたいへん興味深い。クリスは入院から1カ月後には簡単な指示に従うようになり、見舞いに来た友人の顔と名前も一致していたが、それを母親が医師に報告し、改めてMRIをとってほしいと求めても、「反射にすぎない。家族の現実否認だ」と突っぱねられてしまう。しかし、この医師は一日おきに病室に来て入口からクリスの名前を呼んではみるものの、中に入ってきてクリスを間近で見ようとすることはない。そこで母親はある日、腕をつかむようにして医師をベッドサイドまで引きずり込んだ。そしてクリスに「瞬きして」と指示。息子は瞬きをして見せた。次に医師にドアまで歩くように言い、息子には動きを追うように指示した。クリスは言われたとおりに目で医師の動きを追った。さらに「親指を上げて」という指示にクリスの親指がわずかながら、もぞもぞと持ち上げられると、医師は口をあんぐりとさせ、やっとクリスが植物状態ではないことを理解した、という。

これら多数の事例では、効果の有無も程度も人によってバラついており、その要因は不明だが、ゾルピデムその他の認知障害の治療薬として初めての大規模治験が2011年にペンシルベニア大学などで始まっている。ワイルコーネル医科大学で脳損傷患者の回復過程を研究しているジョセフ・Ｊ・フィンズは「いったん最小意識状態まで回復したら、次はどこまで回復するか予測不能。完全に意識を回復する人もいれば、そこに留まったままの人もいる。アウトカムを知るためには時間をかけて様子を見るしかない」。また医師らが最悪を予測して家族に治療の中止を勧めがちなことについても、「早いところさっぱりと決着をつけてしまおうと、分からないことがたくさんあるのに無視してしまっている。そんなに早くから一律に悪い方に決めてしまうのはまちがっている。今のように、受傷から数年たって回復する可能性があるとのデータが次々に出てきているなら、なおさらだ」と語っている。

この記事によると、これまで酸欠による植物状態は３カ月で固定し、外傷による植物状態も１年で固定すると考えられてきたが、この10年間にその定説を覆す報告が出てきているという。２００３年に米国アーカンソーの男性テリー・ウォリスが19年間の最小意識状態から覚醒したが、彼の脳では生き残ったニューロンが死んだニューロンを迂回して新たにつながり合っていたことが明らかになった。また２００７年にはワイルコーネル医大のニコラス・スキッフらがネイチャー誌に、受傷から何年か後でもＤＢＳ（深部脳刺激療法。電極を脳内に留置し、脳内に刺激を行う）によって、重症の脳損傷患者が話したり食べる能力を回復する可能性があると論文報告をしている。もうひとつ、この記事が紹介しているのが、前述のエイドリアン・オウェンの研究だ。

●オウェンによる植物状態患者の意識の発見

英国ケンブリッジ大学のオウェンらは、ＭＲＩ装置を利用して脳の血流の変化を画像化するｆＭＲＩと呼ばれる技術を使って、遷延性《せんえんせい》植物状態と診断された患者とコミュニケーションをとる方法を模索してきた。患者に簡単な質問をして、答えが「イエス」ならテニスをしているところを頭にイメージしてもらう。答えが「ノー」なら自分の家の中を歩きまわっているところをイメージしてもらう。オウェンらはこの方法で、植物状態と診断されている患者の約17％で、意識があることを発見してきた。

２０１２年11月にオウェンがＢＢＣの番組に出演した際に紹介したのは、カナダ、オンタリオ州ロンドンのスコット・ルートリー。12年前に交通事故に遭い、それ以後ずっと植物状態だと考えられてきたが、この方法により、実は意識があり思考することができることが分かった。また痛みはないとも答えた。オウェンは「数回のスキャンを行いましたが、脳の活動パターンから見て彼が自分の意思で我々の質問に答えているのは明らかです。自分が何者で、どこにいるか分かっていると思います」。10年間スコットを担当してきた主治医は、スキャンの結果がこれまでのアセスメント（評価）をすべて覆したと驚き、「情動反応は見られないし、目で見つめることも追いかけることもなく、臨床的には典型的な植物状態患者の姿だったんです。意味がありそうな自発的な動きもなかったので、ｆＭＲＩを使えばこうして認知的な反応が示せるということに、びっくりし感動しました」と語っている。

オウェンは2011年にカナダのウエスタン・オンタリオ大学に招へいされ、同大の研究チームを率いている。前述のように「無益な治療」訴訟で注目されるハッサン・ラスーリをすでに診察しており、2012年12月には、7年間植物状態とされる患者の生命維持の中止をめぐる訴訟でも、中止に抵抗する側からオウェンのチームの被験者に加わりアセスメントをしてほしいとの要望が出された[35]。オウェンらはfMRIでは物理的な困難とコストなどの難点があるため、どの患者にも広く実施することができるよう、携帯タイプの脳波検査機を使ってベッドサイドで簡易にできる方法を考案しており、カナダで頻発している「無益な治療」訴訟にも今後、大きな影響がありそうだ。

●「意識があると証明できない」は「意識がないと証明された」ではない

植物状態や最小意識状態とされる人びとの意識の問題を考えるときに、私がどうしてもそこに立ち返ってしまう疑問がある。脳科学にかんする情報が巷《ちまた》にあふれて（その中にはエセ科学情報もかなりの高率で含まれている）、あたかも脳の働きがすでにすべて解明されたかのような印象が流布《るふ》されているけれど、実際には脳について分かっているのはごくわずかであって、いまだに分からないことの方が圧倒的に多いのではないのだろうか。脳はすでに解明されているという立場に立てば、医師が「植物状態で意識はない」と言えばそれが科学的な事実であるかのようにも聞こえてしまうが、まだ脳については分かっていないことの方が圧倒的に多いという立場に立てば、医学で明らかにできるのは、その人に「意識があるというエビデンス（科学的根拠）はない」ということまででしかないのではないか――。

それは平たく言えば「意識があるとは証明できない」ということであり、真に科学的・論理的な思考をするならば、それが意味するのは「意識がない可能性もあるが、意識がある可能性も依然として残っている」ということにすぎないはずだ。少なくとも「意識があるとは証明できない」ということは、決して「意識がないと証明された」ことと同じではない。

たとえば、前述のザック・ダンラップは、医師らが自分の死亡宣告をするのを聞き、頭の中では「私はここにちゃんと生きている！」と叫んでいたというのに、それを表現するすべがない身体的な状態に置かれていたために、分かっていることを証明してみせることができなかった。つまり医師から見れば「ザックに意識があるとは証明できない」状態だったのだ。「意識があるとは証明できない」ことが「意識がない可能性もあるが、意識がある可能性も依然として残っている」ということにすぎないならば、一人の命がかかっている判断において、なぜ「意識がない可能性があるから死なせる」が選択され、「意識がある可能性があるから助ける」が選択されないのだろう。

私はかつて、救急搬送の数日後から始められる急性期作業療法を取材した際に、中国労災病院の作業療法士（当事）の甲斐雅子からザック・ダンラップと同じ話を聞いたことがある。忘れられないケースとして甲斐が語ってくれたのは、橋《きょう》（中枢神経の中脳と延髄とのあいだの部分。左右の小脳半球を結ぶ個所であるため、橋と呼ばれる）出血で救急搬送されてきた30代の女性のことだ。5人の幼い子どものいる母親だった。意識レベルはジャパン・コーマ・スケール（国内で最も普及した意識障害の評価法。刺激による開眼状態で3種類に分類し、さらにそれぞれ3分類で点数化する）で「刺激しても覚醒しない状態」に分類され、主治医は家族に「植物状態です」と告げた。

しかし、発症後4日目から担当した甲斐は、その女性が右足だけは自分の意思で蹴ることができることに気付く。甲斐のその発見によって、その女性は「イエス」「ノー」の意思疎通が可能となった。そして、その女性はその後しゃべれるようになったときに驚くべきことを口にした。

「みんなで私を施設に入れる相談をしていたでしょう？」

確かに、医師から「植物状態です」との説明があったときに、スタッフと家族とが病人の枕元でそうした会話を交わした。それはそのとき一度きりの状況だった。その会話を、意識がない植物状態と診断された女性が聞いていただけでなく、記憶していたのだった。女性はその後、順調に回復し、主婦として母親としての日常生活を取り戻した。そのケース以来、どんなに意識レベルが低く見える患者でも「わかっている」という前提で接し、コミュニケーションの方法を模索することにしている、と甲斐は言う。

彼女が患者の覚醒状態を探る方法はユニークだ。甲斐はマヒしていない側からアプローチする。最初はマヒしていない方の手をとると「そっちの手は動くんだよ」と医師に注意されることもあったそうだが、「耳の遠いお年寄りに自己紹介するときだって、普通は聞こえやすい側から話しかけるでしょう?」。たとえば、マヒしていない方の手に鉛筆を握らせてみれば、その握り方によって鉛筆を認識していることが分かる。その人が発症までどのような生活をしていたかを家族から聞き出し、その人に握らせてみる生活用品や刺激を工夫する。パチンコ好きな人にパチンコ玉を触らせると、愛おしそうに握り込むというからおもしろい。先の橋出血の女性は、5人の子どもたちの声を吹き込んだテープを聞かせてみたときに最も反応が豊かだったという。そうやって患者の意識状態を探り、残された能力を見つけ、それを家族やスタッフに伝えてコミュニケーションにつなげていく。私は彼女の作業療法を紹介した記事に「声なき声を聞く急性期の作業療法」とタイトルをつけた[36]。

　ある日突然の事故や病気で身動きすらままならない、「わかっている」と伝えることすらできない不自由な身体となったら、それは外の世界とのつながりを完全に断たれて闇の中に閉じ込められてしまうのと同じことだろう。その孤独と絶望は、察するに余りある。けれど、もし誰かがかすかな信号に気付き、「イエスだったら足を蹴って」「分かったら瞬きしてみて」と、その人にかろうじてできることを通じて声なき声に耳を傾けてくれるならば、それは閉じ込められた暗闇の中に、外界に通じる小さな窓が穿《うが》たれるということだ。それがどんなに小さな窓であったとしても、その窓が開くことによって、その人は「分からない人」から「分かっている人」に変わる。窓から差し込む細い光は、その人にとってどれほど明るい希望であることだろう。

　その「窓」のことを、私はずっと考えている。それは内側からは決して開けることができない窓だ。内側に閉じ込められた人にできるのは、わずかに残された力を振り絞って、誰もその存在すら知らない窓を叩こうと、必死の努力を続けることだけだ。けれど、彼らの力は窓に「届く」には、まして「叩く」には、あまりにも弱々しいのではないか。そして外の世界の人びとは、そこに窓があることすら気付かないほど遠く隔たったところで、自分たちの雑駁《ざっぱく》な日常の物音に取り囲まれて、慌ただしく暮らしている。そうして、離れがたくて窓のすぐそばに付き添っている家族が感じとる内側からのかすかな息遣いを、「非科学的だ」と頭から否定してしまっている、ということはないのだろうか。

●「分かっていない人」を「分かっている人」に変えるもの

首都大学東京大学院人間健康科学研究科の西村ユミが、たいへん興味深い調査をしている。(37) 西村は、植物状態患者の専門病院（日本の植物状態の定義には最小意識状態も含まれるため、入院患者には最小意識状態の患者も含まれている）で働く看護師が、新たに入院した患者を担当した直後からの時間経過に沿って、患者に対する捉え方がどのように変わっていくかを観察、記録した。

看護師Aはある患者について、担当した直後には「コミュニケーションが皆目とれない」とか、こちらの言うことを分かっているという「手ごたえが全然ない」と語っている。ところが3カ月半が過ぎた頃、その患者についてAは一緒にいるときの雰囲気から「わかっている」のではないか、と感じるようになる。そのあいだには患者の側の変化もあったが、Aはこのとき、「（患者さんは）前からわかっていて同じリアクションをしているだけかもしれないけれど、私たちがそれに慣れてきて、彼女はこういうところもわかるんだ、こういうのも見えているんだっていうのを、私たちがわかってきたって思う」と語っている。そして、入院から4～5カ月がたつと、Aはその患者のことを「わかっている人」と見るようになる。そこでもまたAの言葉は次のような省察を語る。

「彼女とかかわってくるなかで思うのは、私たちが彼女を変化させている、良くさせているんじゃなくって、私たちの方から、彼女が今出してるものを拾い上げられるように、私たちが養われているのを、実感するようになった」

西村はAの捉え方の変化に影響したものとして、いくつかの考察をしている。入院直後には、その患者についてAは医師から「言語機能を完全になくした状態にある」と聞かされていた。その医学的知識が、Aと患者との距離をへだてる役割を果たしたのかもしれない。また西村は「直《じか》に関与することにおける身体の応答性」を大きな要因として挙げる。Aは食事をもっていくときとケーキをもっていくときでは患者の笑顔がちがうという観察を語り、それは持っていく看護師らの方が患者のよろこびを予測して「わくわく」しており、その気持ちを患者が受け止め、それに応えるからだと洞察している。また「一緒に笑う」ことは、互いにそこに共にある「共存の経験」でもある。こうした日々の直接のかかわりを通じた「身体の応答性」が医学的知識を超えていった先に、看護師が「養われ」て、その捉え方の中で「わかっていない人」だった患者は「わかっている人」に変わっていったのだ。西村は「植物状態患者を理解するには、そのための眼差しが養われている必要がある」と書いている。

英国に、このような眼差しを養われた看護師や介護士など、日々患者に触れてケアする直接処遇スタッフの証言が大きな力となって、生命維持の停止を求める家族の訴えを裁判所が却下したケースがある。マーゴット（仮名）のケースだ。

マーゴットは２００３年に脳炎からこん睡状態となり、植物状態と診断された。２０１１年10月1日のデイリー・メール紙の記事冒頭に描かれた当事53歳のマーゴットの姿とは、「イングランド北部のケア・ホームで、彼女は無反応のままベッドに横たわっている。両手はあごの下でねじ曲がり、自分で食事をとることも、瞬きで意思を伝えることすらもできない。排泄は大小とも自立せず、頭も体もほとんど動かすことができず、リフトで移動させられ、ケア全般を他者に完全に依存している」。まさに、日本でメディアが「あなた自身が重い病気にかかって治る見込みがない場合、あなたは延命を望みますか」とアンケートをする際に、「寝たきり状態」を想定する人の多くが頭に描く像そのものだろう。多くの人は、ここに描かれたマーゴットの姿を読むと、マーゴットは「分かっているはずのない人」だと考えるのではないだろうか。「こんな姿になってまで自分は生きていたくない」と考えるかもしれない。「自分がそうなることを想像したら生きていたくないと思うのだから、この人だって生きていたいとは思わないはずだ」とも考えるのかもしれない。マーゴットの家族は、こんな姿で生きることを本人は望んでいないはずであり、「尊厳のある死」を迎えさせてやりたいと、栄養と水分の補給の停止を求めて提訴した。

しかし、裁判所が任命した医師は植物状態ではないと判断し、マーゴットの診断名は最小意識状態へと覆《くつがえ》る。そして最終的に判事は、家族の求めを却下した。その際に重視されたのは、ケア・ホームで日々マーゴットをケアしている看護師や介護士らの証言だった。

記事から、そこで語られているマーゴットの姿をひろってみると、「微笑んだり、音楽を聴くと手でリズムを取ったり」「アデルとプレスリーの曲を聴いて泣いた」「夫の面会後に涙を流していた」「施設から外に出かけると太陽の方に顔を向けて、日差しの暖かさを楽しんでいるように見える。職員が海がきれいだと言うと目を開け、そちらを見たように思えた」「いきなり『おはよう』『ハロー』『ここはどこ?』と言った」「テレビでウインブルドンの試合が始まると、目を開けて見ていたが、『あー、こっそり見てる』と言われると目をギュッと閉じた」「歌に合わせて歌詞を呟くように口を動かしていた」「好きな職員が部屋に入ってくると目を開けてにっこりする」(38)……。

直接処遇スタッフの多くはそうしたマーゴットの日々の姿を証言し、栄養と水分の停止に反対した。一方、家族は法廷で、マーゴットが話したり泣いたり音楽に反応するところは見たことがないと主張した。家族の一人は「生きていることからマーゴットが何を得られるというんですか? なんのよろこびも得られません。ただ決まった時間にベッドから出されてまた戻され……こんな状態は生きているのではなく存在しているだけです」と法廷で訴えている。同じ一人の女性が、ある人には「存在しているだけ」「分かっているはずのない人」「意識のない人」としか見えず、別の人には「分かっている人」「音楽や顔に受ける日差しを楽しむ人」であるとしたら、それを分かつものとは何なのだろう。

マーゴットのケアを担う看護師や介護士らにも西村の調査に登場した看護師Aのように、マーゴットが入院してきた最初の頃には「分かっていない人」と見えていたのではないだろうか。日々かたわらに付き添い、じかに触れてケアし、共に過ごすことによって、そこから「分かっているのかも?」という小さな気付きや発見を拾い、そのくり返しの中でマーゴットが「分かっている人」に変わっていくプロセスが、そこにはやはりあったはずだ。マーゴットに「海がきれいよ」と言った介護士はそのときマーゴットのそばにいて、頬《ほお》にうける日差しをよろこぶ彼女の表情に気付き、自分も思わず頬を緩めたのだろう。そして、同じ日差しの中で同じくつろぎを共にしつつ、だからこそ自然に「海がきれいよ」と口を突いて出たのではないか。

そこにあるのは相手をケアやアセスメントの「対象」とまなざす関係性ではなく、「私たち」として「そこに共にある」関係性、西村の言う「共存の経験」であり「身体の応答性」である。だからこそ、その先に、それを聞いたマーゴットが「目を開けて海の方を見たように」感知できるし、その経験が次のさらに小さな信号までもキャッチする感受性を「養う」のだと思う。

西村は、患者が見せていたリアクションを看護師Aが最初は受け止められず「分かっていない人」と感じた要因として、医師から聞かされた「言語能力を完全になくしている」という医学的知識が予見となって患者とのあいだを隔ててしまう可能性を指摘した。「植物状態」という診断名にも、それと同じ作用があるのではないだろうか。いったん「植物状態」という診断名がついてしまうことによって、一人の生身の患者が「植物状態の定義通りの状態にある人」という抽象的な存在、むしろ「定義」そのものに置き換えられてしまうのではないだろうか。

その人が人として生きてそこに在りつつ生起させている多様な変化や反応や表情は、その「定義」によりその人には「起こるはずがないこと」である以上、問題にもならなくなる。そこに開けられるはずの窓があり、中から必死に声なき声を振り絞っている人がいたとしても、いったん「ここには誰もいない」と張り紙がされてしまうと、もう外からは誰も耳を澄ませてみようとか、そこに近づいてみようとすらしなくなるのだ。1日おきにやってはきても入口から名前を呼んで終わっていたクリス・コックスの主治医のように。彼は、家族に腕をつかまれて窓のすぐそばまで連れて行かれ、かすかに開いた窓の隙間からクリス・コックスという一人の青年の現実の姿を見せられたときに、口をあんぐりとさせたのだった。「現実否認」をしていたのは家族ではなかった。

●「窓を閉じて立ち去ってしまおう」との提案

こうして「分からない人」が「分かっている人」に変わったり、「分からない人」が実は「分かっている人」だったことが発見されてきたことに、私は「無益な治療」論の新たな転換点の可能性を見る。見たいと思う。しかし、この転換点はもちろん私が望むほど単純ではない。そこにはさまざまなダイナミズム（ある方向へ向かおうとする力や流れ）が複雑に働いており、それらは現在、やじろべえのような極めて危ういバランスでせめぎ合っているように見える。もしかしたら、それもまた「せめぎ合っているように見たい」と願う私の希望的観測にすぎず、すでにやじろべえは落ちてしまっているのかもしれない。

マーゴット訴訟を受け、一方からは「最小意識状態は植物状態よりもベターなのか」と問う声が上がり始めている。それは、２０１２年７月にジャーナル・オブ・メディカル・エシックス誌に発表したコメンタリーで、ジュリアン・サヴレスキュとドミニク・ウィルキンソンが投じた問いである。その問いに対する著者らの答えはＮＯ。意識があればそれだけ苦痛が大きい可能性があるし、最小意識状態の人を生かしておくことに利益があるとしても、かぎられた資源を他に回すことと比べると、その利益は小さい、というのである(39)。

いったん「ここにはもう誰もいない」と張り紙がされた場所に、なおも寄り沿い、じっと耳を傾けて、外側からしか開けることのできないその窓のありかを探ろうとする人たちがいる一方で、窓を開け、中をのぞき込んで、そこにそれまでは「いない」と思われていた人が「いる」ことを発見しながら、「でも、こんなに重度なんだから、いないのも同然じゃないか」と言って、「窓を再び閉じて、立ち去ってしまおう」と呼びかけてくる人たちがいる。

脳死や植物状態で「意識がない」ことを生命維持や救命を「無益」として中止したり差し控える正当化の根拠としてきた人たちが、今度は「意識があったとしても、どうせ植物状態のような状態であることに変わりはないのだから」と言い始めているように私には聞こえる。そして、長尾和宏医師が「もはや植物状態とも言える様相」などの表現を頻繁にくり返すことによって、いったんは終末期の人に限定されたはずの「平穏死」の対象者が、いつのまにか終末期の人を超え、さらに植物状態の人をも超えて広がっていったことを思い出す。それは、もしかしたら、英国の病院で高齢患者にていねいなアセスメントなしに機械的に看取りのケア・パスであるＬＣＰ（85ページ参照）を適用していく人たちの中でも、「終末期のようになった人」という対象者の拡大という形で、起こっていることなのではないだろうか。いったん線引きの線が引かれた後で、その線が太く幅を広げれば、線引きの位置はじわりと動いていくのだ。

しかし、「終末期の人」も「終末期のようになった人」もどうせ同じようなものだし、「植物状態の人」も「植物状態のようになった人」も大して変わりはしないのだから、「もう手間をかけて窓を探したり、かすかな隙間から中をのぞきこもうとするようなめんどうなことはやめて、みんなでさっさと立ち去ってしまおう」と呼びかけられるとき、私たちはここを立ち去って一体どこへ行こうと誘われているのだろう。

ここで私がどうしても考えてしまうのは、ザック・ダンラップのことだ（99ページ参照）。すべての人が立ち去ってしまった後に、たった一人、戻ってきて窓がありはしないかと探ってみたのが、あの従兄だった。もしその「たった一人」が戻ってきてくれなかったら、窓の内側に置き去りにされたザックは臓器ドナーとなり、臓器を摘出されていたのだ。そのとき、ザックがしたであろう体験を想像すると、私はあのニュースキャスターのように身の毛がよだつ。

　ザックは自分の身の回りで臓器摘出の準備が着々と進んでいく状況を克明に察知し、事態を理解しただろう。それでいて彼には助けを求めるすべはない。彼が内側からどんなに必死に力を振り絞ったとしても、もうみんな立ち去ってしまったのだ。ザックはそのとき、想像を絶する恐怖と絶望と苦悶の中で死んでいったことだろう。それはなんという救いのない、なんという孤独な、なんという無残な死に方であることか。恐らくそれは人間というものが体験し得る、最も恐ろしい孤独と恐怖と絶望のひとつだろう。それでも、彼には実は意識があったという事実も、彼の死に際の壮絶な孤独も絶望も恐怖も苦悶も、誰にとっても永遠に不在のままだ。みんなはとっくに背を向けて、ザックの元を立ち去ってしまったのだから――。

3　それは臓器移植へとつながっていく

睡眠薬による意識障害からの回復事例を報じたニューヨーク・タイムズの記事でコメントしたジョセフ・フィンズは、その後、米国医師会の倫理学ジャーナル「ヴァーチャル・メンター」誌2012年3月号で、重大な告発と提言を行っている。彼は論文の冒頭で、それまで勤めていた地元の臓器獲得組織（OPO）の理事を数年前に辞任した、と明かす。理由は、重症脳損傷の患者が早くからOPO職員にどうせ助からない患者とみなされてしまうことへの疑問だった。

フィンズが特に懸念しているのは最小意識状態患者だ。植物状態が固まる前に最小意識状態に達した患者は、その後の回復の可能性はまったく予測不能であり、何年も後になって回復するケースもあるが、その一方で、意識状態が常に一定であるわけではなく、本人や周囲の状態によっても変動する。ところが、まだ患者がICUで集中治療を受けている治療初期の段階からOPO職員がICU周辺をうろついては家族に接触し、臓器提供に向けた働きかけが行われているというのだ。

ワイルコーネル医大の研究に参加した意識障害患者40人以上の家族にインタビューを行った結果、多くの家族がOPOの職員から、まるで「ヘリコプターがホバリングするようにつきまとわれた」という印象を持っていた。ＯＰＯの職員らは臓器を獲得しようと必死の余り、病人はもう助かりはしないのだから人工呼吸器は中止して臓器は使える人にあげるべきだと、まるで最悪の予後が決まっているかのような口ぶりだった、と家族は言う。そして患者が助かって程度はさまざまながら回復した後、当時を振り返って、あの人たちはどうして患者はもう助からないと断言できたのだろう、それは医学的にも倫理的にもまちがいだったのに、といぶかる。そうした家族には彼らの「ハゲタカのような振る舞い」への嫌悪感が残っている。

フィンズは、昏睡状態にある患者がすべて回復するわけではないが、脳損傷患者の昏睡は、終末期の患者の意識喪失のような死の前触れとはかぎらず、回復の第一段階の可能性がある、と重要な指摘をしている。そして脳画像や脳波を通じて回復メカニズムの研究が進められていることにも触れ、こうした患者の予後に不透明な部分が残る以上、患者本人の意思が不明な場合には、治療の差し控えや中止を決める前に慎重に時間をかけて様子を見てはどうか、そのためにも、せめて予後が不透明な患者では臓器提供を勧めることをしばらく自制してはどうか、と提案する。[40]

フィンズの論文が提起しているのは、前節で眺めた「無益な治療」論が臓器移植と結びつくことの倫理問題だろう。そこに、転換点でせめぎ合うダイナミズムのひとつがある。そして、事件は、すでに現実に起こっている。

●ナヴァロ事件

10歳のときに副腎白質筋ジストロフィーを発症し、ナーシング・ホームで暮らしていた米国カリフォルニア州のルーベン・ナヴァロ（26歳）は2006年1月29日、呼吸が止まって病院に救急搬送された。蘇生が行われて人工呼吸器が装着されたが、死が近いと判断した病院は臓器獲得組織（OPO）に連絡する。駆け付けた母親に医師は、ルーベンは助からないから家族の意向にかかわらず病院の方針で5日後には呼吸器を外す、と告げた（最もラディカルといわれるテキサスの「無益な治療」法でも10日の猶予を与えていることや、倫理委に諮《はか》ったかどうか不明な点など、このときの病院側の説明には疑問点が多い）。母親は息子には回復の兆しが見られると訴えたが、医師は相手にしなかった。絶望した母親は、OPOからの電話で臓器提供に同意する。それを受け、臓器摘出チームが病院に派遣された。

ルーベンは手術室に運ばれ、人工呼吸器が取り外された。しかし、彼は予想に反して死ななかった。30分以内に死ななければ臓器は移植に使えなくなる。法的には、ドナー患者の死が宣告されるまでは移植チームはドナーの治療に関与してはならないのだが、摘出チームの医師の一人はそこで大量のモルヒネと鎮静剤の投与を命じた（医師はその際、それら薬物をジョーク混じりに「キャンディ」と呼んだ）。それでもルーベンは死なず、結局、臓器摘出は見送られた。彼が死んだのは集中治療室に戻されて7時間後のことだった。

医師が臓器摘出のために死を早めたとして看護師の一人が警察に通報し、この事件は医師が移植医療関連の犯罪で起訴された米国初のケースとなった。裁判では、手術室での投薬内容がどこにも記録されていなかったり、手術室にいたスタッフの証言がことごとくくいちがったり、移植コーディネーターがナヴァロの状態にかんする記録を紛失していることも判明したが、医師は不慣れながらＤＣＤ（後述）と呼ばれる新しいプロトコル（手順書）を使ったのだと主張し、翌年に無罪となった。(41)

●ケイリー事件

２００９年４月、カナダ、トロントの子ども病院で、ジュベール症候群のケイリー・ウォレス（生後２カ月）が同じ病院に入院している心臓病の女児の心臓ドナーになることが決まった。しかし、ケイリーもまた人工呼吸器を取り外しても死なず、自力で呼吸を続けた。メディアは連日ケイリーの状態を報道する。ケイリーの父親は当初は「娘は死ぬとくり返し医師らに言われてきたので、医師らのアドバイスに従い続ける」と、なおも臓器提供を望む発言をしていたが、状況がまるで皆でケイリーが死ぬのを今か今かと待っているかのように見え始めたことに困惑を隠せなかった。メディアが「奇跡の物語」を描く一方で、父親は医師らへの不信を口にし始める。医師らから何度もケイリーは死ぬと聞かされて、我が子が１００％助からないなら臓器提供で他の子を助けようと思ったのだと言い、もし生き延びて家に連れて帰れるならそうしてやりたい、と揺らぐ思いを語る。そして、ついには医師らがジュベール症候群について十分に分かっていないのではないか、とケイリーの治療について不満をもらした。

実は、ケイリーが人工呼吸器を付けていたのは睡眠時無呼吸症候群のためだった。つまり症状管理としての人工呼吸だったのである。しかもジュベール症候群の睡眠時無呼吸症候群は成長するにつれて解消することが多いと言われている。しかし、「睡眠時無呼吸症候群」という正確な表現を使った報道はなく、メディアはケイリーがすぐにも死に至る重病を患《わずら》っているかのように事態を描き続けた。まさにフィンズが指摘したように、回復過程の一段階が「人工呼吸器を使用している」という外見的共通項によって終末期の患者像と混同され、医師のその混同をメディアが共有し、広げたのである。中には、「眠っているあいだに臓器（複数）が機能を停止してしまう」という不正確極まりない表現を用いた記事まであった。

両親の方にも心臓提供を決意した段階で、正しい知識が欠けていたのかもしれない。父親は当初「ケイリーは動くし、目も覚ますし、目も開けるんです。でも眠ると、実質的には死んでしまう。元気にしているところを見ているとつらいですよ。寝入ったあとは機械に生かしてもらうのだから」とも発言している。しかし、その後、メディア注視の中でケイリーは心臓ドナーにはならないことが明らかになったときに彼が語ったのは、ずっと死なせなさいと言い続けてきた医師らが一転、こういう子どもたちは年齢とともによくなることもあるから1年くらいは呼吸を手伝ってあげるのがいいかもしれないと言い始めた、という事実だった。[42]

●心臓死後臓器提供（DCD）

これら2つの事件の報道にリアルタイムで接したとき、私は自分がそれまで頭に漠然と描いていた「世界で起こっていること」の範囲をあまりにも大きく逸脱する出来事に、激しい衝撃を受けた。驚きもあったが、それよりも大きかったのは、「なぜこんなことが起こり得るのか、まるきり理解できない……」という当惑の方だった。ルーベンもケイリーも脳死になったわけでもないのに、どうして彼らが臓器ドナーに……？

その謎を解くカギは、ナヴァロ事件で起訴された医師が主張したDCDというプロトコルにある。DCDとは、Donation after Cardiac Death＝心臓死後臓器提供のことだ。通常、我々が「心臓死後臓器提供」という言葉からイメージするのは、「脳死ではなく心臓死した人から臓器を摘出する」というものだろう。それはもちろんだが、そこにはさらに「脳死には至っていないものの脳に重大で不可逆な損傷を負った患者から、本人や家族の意思にもとづいて生命維持を中止し、患者の心臓が止まって数分後に臓器を摘出する」というプロトコルも含まれている。日本の臓器移植改正法の議論の際に、森岡正博が朝日新聞の記事「臓器移植法A案可決　先進国に見る荒廃」（2009年6月27日）で言及した人工的心臓死後臓器提供「ピッツバーグ方式」が、そのひとつだ。この方法の利点は、心臓や肺など、通常の心臓死では傷《いた》んでしまって使えない臓器が摘出できること。移植〝先進国〟では〝臓器不足〟への解消策として期待が集まっている。2007年にワシントン・ポストが報じたところでは、2003年に米国で268件行われたDCDは、

2006年には605件と、倍以上に急増している。[43] また2009年にニューヨーク・タイムズに寄稿した医師の報告では、この段階で全米の移植件数のうち8％がDCDによるもので、地域によっては20％に達するところもある、という。[44]

DCDプロトコルについては、生命倫理学者らから重大な倫理問題が指摘されている。ひとつは、死にゆく患者へのケアがおろそかになるのでは、との利益相反の問題である。ヴァン・ノーマンは、集中治療室の医師や看護師はドナー候補の患者とレシピエント候補の患者両方のケアに当たっていることがあるが、「死に瀕している人を患者としてではなく臓器の集まりと捉え、隣の部屋で臓器を待っている患者のための最善を考え始めるとすると、そこには懸念がある」[45]と述べている。また、人工呼吸器をはずす際に、緩和のためにモルヒネその他の薬物を投与するだけでなく、医師によっては動脈に太いチューブを挿入し、臓器保存のために血液の凝固を防ぐヘパリンを注入する場合が多いが、これらはドナーには害となり、死を早めるとの指摘もある。そして何よりも大きな論争となっているのは、DCDは「デッド・ドナー・ルール」に抵触する、との指摘だ。

「デッド・ドナー・ルール」とは、ドナーに死亡宣告が行われた後でなければ臓器を摘出してはならないという移植医療の鉄則であり、米国では全50州で法律となっている。脳死は、まだ心臓が動いている人に死亡宣告をして臓器を摘出できるよう、いわば、このルールを回避するための方策として作られた概念だと言ってもよいかもしれない。

ＤＣＤでは、森岡正博が「人工的」と書いていたように、いまだ脳死に至っておらず治療を続ければ生き続ける人から人工呼吸器を取り外すなどして人為的に心臓死を引き起こし、心臓が不可逆的に停止したことを確認するために数分間だけ待った後で、心臓などの臓器を摘出する。心停止から摘出までの観察時間は、１９９３年にできたピッツバーグ・プロトコルでは2分。ガイドラインによっては5分とするものや、２分以上５分までとするものなどバラつきがあるが、果たしてそれでドナーの心臓が不可逆的に停止したことが確認できるのかという疑問がそこには付きまとう。つまり「ＤＣＤドナーは本当に死んでいるのか」という倫理問題である。米国で２００８年に大きな論争となったのは、脳の可塑性が大きいと言われる小児で、デンバー子ども病院がＤＣＤの心停止からの観察時間を75秒としたプロトコルだった。

●デンバー子ども病院の「75秒観察プロトコル」論争

デンバー子ども病院の小児心臓移植チームは２００８年にニュー・イングランド・ジャーナル・オブ・メディスン誌に論文を発表し、２００４年から２００７年にいずれも生後4カ月以内のドナーから行われたＤＣＤを3例報告[46]した。3例ともドナーは、治療の継続は無益と判断され、家族から生命維持の中止に同意が得られた患者だった。うち第2例と第3例では病院内生命倫理委員会の提案を受けて心停止からの観察時間を75秒に短縮した。6カ月後のレシピエントの生存率は１００％で、通常のプロトコルよりも成績が良い。臓器不足解消策として検討してはどうかと提言する論文だった。

この論文に対して、即座に多くの倫理学者から「殺人に等しい」など、激しい批判が巻き起こり、他の子どもの身体で拍動が再開されるなら心停止は不可逆ではなかったことになるのではないか、ドナーは本当に死んでいたのか、と疑問が呈された(47)。

しかし、その一方、ロバート・トゥルオグらからは、デンバー子ども病院のプロトコルを支持するだけでなく、さらに進んだ提言が行われた。甚大な(devastating)脳損傷を負っていたり、末期の状態になった患者では、特定の死の宣告方法にとらわれず、本人または家族に臓器提供への同意が認められるべきだ、というのである(48)。こうしたデッド・ドナー・ルール廃止の提言は、もう何年も前から根強くくり返されている。

興味深いのは、トゥルオグを始めデッド・ドナー・ルールの廃止を主張する人たちは、脳死概念が誤りであることを認めている点だ。彼らは脳死者の中には脳幹が生きている場合があるとのデータが明らかになっていることから、脳死者は科学的には死んでいない可能性があることを認める。その上で、我々は今でもすでに死んでいない人間から臓器を摘出しているのだから、その事実を認めて、甚大な脳損傷を負った患者からの臓器摘出も認めることにしよう、患者本人の事前指示や代理人によって生命維持の中止に同意があるなら、倫理的に問題はないではないか、と主張するのだ(49)。

トゥルオグらはその後、2008年11月に「生命の維持に不可欠な臓器の提供の倫理再考:現在認められている医療行為はすでにデッド・ドナー・ルールを侵害している。一定の条件下で生きている患者から生命にかかわる臓器を摘出することを認め、デッド・ドナー・ルールを明確に放棄しても、そのラディカルな変更は概念レベルのものにすぎない。しかしそれが行われれば臓器ドナー候補のプールは拡大できる」という長いタイトルの論文を発表した。[50] しかし、彼らの提言は、そんなことをするとかえって移植医療への不信をあおり、長期的には移植医療の衰退につながりかねない、と多くの倫理学者から批判を浴びた。

私がこの論争で非常に気にかかるのは、デンバー子ども病院の3例で「無益な治療」判断にもとづいて、治療の中止が決められていることだ。この論争を報じた際、米国医師会新聞の記者は「小児科病院で死ぬ乳児の3分の1は生命維持の引き上げの後で死んでいる。これらの乳児は命を救う臓器の貴重なプールである」と書いた。[51] この3例では家族の同意が得られているし、トゥルオグらの主張でも自己決定権論によって重症脳損傷患者からのＤＣＤが正当化されているが、先に見たように「無益な治療」論の本質は、患者や家族の決定権を超えるものとしての医療サイドの決定権に向かう議論なのである。２００６年のナヴァロ事件で、家族の意向にかかわらず病院の方針として5日後には人工呼吸器をはずす、と母親が医師から宣言されたことを思い出してほしい。母親は、その事態を自分ではどうにもできない無力感の中で臓器提供に同意したのだった。

さらに、トゥルオグらのいう「甚大な脳損傷」という抽象的であいまいな表現にも、「どうせ」

が共鳴する危険性はないだろうか。ディビッド・クリッペンはデンバー子ども病院チームの論文を受け、「死亡するという予後は出ているものの厳密な死の定義にはいまだ合致しない患者から臓器を取ろうという合意ができてきているが、そうなると、我々の関心は全然死んでいない、ただ障害があるだけの患者に向かう可能性はないだろうか？」と問いかけている。(52)

ケイリー事件は、彼女の障害のために医師らの主観的な「無益な治療」判断が両親の臓器提供への決断に大きく影響した事件だった。医療の世界に根深い障害へのネガティブな捉え方によって、障害児者の予後は実際よりも悪く見積もられがちだ、と障害者運動が指摘する、その懸念がまさに現実となったのがケイリー事件なのである。そしてケイリー事件から4年経った現在、「無益な治療」論の対象者はとっくに終末期の患者から植物状態の患者へと拡大し、さらに新たに最小意識状態の患者やその先へと向かおうとしているようにすら見える。

●小児の脳死判定、14項目すべて満たしたのはたった1人

デンバー子ども病院の衝撃の論文が発表された2008年、「75秒」に比べればほとんど話題にならなかったが、ロマリンダ大学の研究者らによる重要な論文が米国小児科学会誌に掲載されている。タイトルは「南カリフォルニアにおける小児脳死判定と記録のバラつき」(53)。2000年から2004年に南カリフォルニアで臨床的神経基準を用いて脳死と診断されて地元の臓器バンクに連絡された小児277人のうち、臓器ドナーとなった142人のカルテを調査したところ、

1987年の小児脳死判定基準14項目のすべてを満たした検査が行われ記録されていたのは、たった1人だった。

14項目のうち、神経科医と小児科集中医療専門医が満たしていた中間値は5・5項目に留まった。2回の判定の間隔についても、基準が守られていたのは1歳以上で18・5%。1歳未満では守られていたケースはゼロだった[54]。

マサチューセッツ医科大学の小児心臓科長のダーシャク・サンガヴィはこの論文について、以下のように書いている。「チェックリストがきちんと守られようと守られまいと、重症患者の脳死判定が神経内科医に依頼される段階では、回復の可能性はすでに極めて小さい。医師にはこれらの患者はすでに死のプロセスが始まっていることが分かるし、そこで不確実なのは死ぬかどうかではなく、いつ死ぬかでしかない[55]」。重症脳損傷を負ってはいても身体も脳もまだ生きている患者に、人為的に心臓死を引き起こして75秒後に臓器を採ることとの倫理問題が大きな論争になった2008年、脳の可塑性が成人よりもはるかに大きいとされる小児の脳死判定では「脳死になっていようといまいと、どうせ脳死のようになった子どもなのだから」という姿勢がすでにここまで広がっていた、ということではないのだろうか。

この発言に、自殺幇助と安楽死についてエゼキエル・エマニュエルが警告した「医師は慣れるのだ」という指摘を重ねてみると、こうして「無益な治療」論と臓器移植がつながっていった先に「臓器ドナーのプール」と目される子どもたちや弱い立場に置かれた成人患者の周辺で起こる出来事を想像し、暗澹《あんたん》とした思いになる。

脳死者はもともと発生数が少ないことに加えて、予防や治療技術の進歩によって減少が続いている。そこで「移植用ドナー臓器の必要レベルを維持するための選択肢[56]」が、いろいろ模索されることとなる。

●臓器提供安楽死

ウィルキンソンとサヴレスキュは2010年にバイオエシックス誌5月号に[57]「我々は臓器提供安楽死を認めるべきか？　移植臓器の数と質を最大化する選択肢」と題した論文を発表した。心臓死後臓器提供（DCD）では患者が死ぬまでに時間がかかりすぎて臓器が傷むという問題がある。その解決策として、2人はいくつかラディカルな提言を行っている。論文タイトルの「臓器提供安楽死」とは、「死に瀕した患者や非常に予後の悪い患者では医師は生命維持処置を中止したり差し控えることが認められている」一方で、死後の臓器摘出も認められているなら、わざわざ延命停止後に死ぬのを待って摘出する理由はなく、患者に十分な麻酔をかけて心臓と肺を含む臓器を摘出すればよい、というものだ。

さらに「生きている状態での臓器提供に同意しており、それをしなくてもどのみち死ぬ人であるとしても、まだ生きている患者から臓器を摘出するべきではないと考えるなら、ひとつの選択肢はドナーを安楽死させて死が宣告された後に臓器を摘出することだ。これは安楽死が許されている国々では理論上は選択肢である。心臓安楽死後臓器提供はベルギーの患者で一例が報告されている」[58]と書いて、薬物によって人為的に心臓死を引き起こし、死亡宣告後に臓器を摘出する「心臓安楽死後臓器提供」や、脳への血流を止めて人為的に脳死を引き起こす「神経安楽死後臓器提供」などの選択肢を提言する。

ウィルキンソンらは、生命維持処置の中止や差し控えの意思決定と臓器提供の意思決定がそれぞれ独立して行われるならセーフガードは十分で、どのみち死ぬはずの人からしか臓器は摘出されない、と主張する。しかし、目が見えなくなることに絶望した聴覚障害者の双子や、高名な精神科医の性犯罪を告発した患者の女性が別の精神科医によって安楽死したケースに見られるように、ベルギーの安楽死法ではウィルキンソンらがいうような「どのみち死ぬ人」でなくとも追加条件によって安楽死が認められている。もしもウィルキンソンらの提言が受け入れられるなら、理論上、ベルギーでは「どのみち死ぬ人」以外からも「臓器提供安楽死」は可能である。そしてすでに見てきたように、ベルギー以外の国々でも安楽死や自殺幇助や慈悲殺が許容される範囲は、事実上、じわじわと拡大し続けている。

ウィルキンソンらの過激な論文が発表された2カ月後、「臓器提供安楽死」に手を挙げた患者がいた[59]。ジョージア州のＡＬＳ（筋萎縮性側索硬化症）患者、61歳のゲイリー・フェバスだ。この段階で彼はまだ人工呼吸器を必要としていない。ＣＮＮに出演して能弁に思いを語ることもでき、ビデオを見た医師が「それなりに健康」と表現する状態だった。この先どのくらい生きられるかも、この段階では医師から聞かされていない。記事では、ALS患者の1割は20年以上生きるとの医師のコメントが紹介されているが、フェバスは「私はもう死の宣告を受けている」し「今でも死んでいるようなものなのだから」、それで人を救えるのなら臓器がまだ使える状態にあるあいだに採ってもらってかまわないと、「臓器提供安楽死」を希望した。もちろん明らかに法的に実現不可能な希望なのだが、番組キャスターは、デッド・ドナー・ルールの重要性を解説しようとする生命倫理学者のアーサー・カプランを遮《さえぎ》って「でも彼はどのみち死に直面しているんですよ」と反問した。

実際には、いまだ人工呼吸器を必要とせず「それなりに健康」なフェバスは、ウィルキンソンらが提案した「臓器提供安楽死」の対象者にも含まれない。ウィルキンソンらの論文はあくまでも「無益な治療」論による生命維持中止の対象となる患者を前提とするものだからだ。しかし、ウィルキンソンらが「安楽死」という表現を選択したことによって、「臓器提供安楽死」はわずか2カ月で、著者らが限定した患者像から、いまだ終末期でもなければ生命維持を必要としてもいないALS患者へと議論の対象を拡大させてしまった。番組キャスターの言葉に見られるように、そこに「どうせ」の共鳴が潜んでいるのだとしたら、またも暗黙のうちに「どうせ植物状態のような人」「どうせ終末期のような人」へと、そしてさらに任意の「どうせ○○な人」へと——たとえば「どうせ障害者」「どうせ高齢者」「どうせ生活保護受給者」「どうせ無保険の人」「どうせ医療費を払えない人」「どうせ不法移民」などへと——広がっていく可能性はないのだろうか？

ベルギーの「安楽死後臓器提供」を学会報告した医師らのパワーポイントには、２００８年の安楽死者のうち２割がＡＬＳをはじめとする神経筋肉障害者だったとのデータが挙げられ、「潜在的可能性?」と書かれていた。これまでの９例も、そのドナーの大半が神経筋肉障害者である。

フェバスはＣＮＮに登場してからは口にしていないが、彼の要望が最初に地元紙で取り上げられた記事の末尾近くには次の一文がある。「フェバスは使えるうちに臓器を提供したいだけでなく、何年も医療費の請求書がきて、それを保険会社に請求し続けなければならないことも避けたいのだと言った[60]」。

【注】

（1）Alicia Ouellette "*BIOETHICS AND DISABILITY Toward a Disability-Conscious Bioethics*", CANBRIDGE UNIVERSITY PRESS, 2011; Jan Slater, "Managing Patients or Families Who Demand Medically Futile Care: Ethics and the Law" http://tvs-media-ex.ouhsc.edu/mediasite/Viewer/?peid=997c24be180a4c00af2274 6e50de5caf1d

（2）http://www.washingtonpost.com/wp-dyn/content/article/2007/04/10/AR2007041001620.html　その他。
またアリシア・ウーレットの前掲書などを参照。

（3）前掲。

（4）http://www.winnipegfreepress.com/local/death_was_a_battle.html 他。

（5）それぞれの事件の詳細は元情報へのリンクと共に拙ブログ「無益な治療」の書庫に。また、アルバニー法科大学の生命倫理学者、サッデウス・ポウプがブログで無益な治療訴訟の詳細な一覧を作っている。

http://www.thaddeuspope.com/futilitycases.html

（6）Robert D. Truog, M.D., *Tackling Medical Futility in Texas*, the New England Journal of Medicine, July 5, 2007; 357:1-3　http://www.nejm.org/doi/full/10.1056/NEJMp078109

（7）http://www.seattlechildrens.org/research/initiatives/bioethics/events/pediatric-bioethics-conference/2007-pediatric-bioethics-conference/

（8）http://www.independent.com.mt/articles/2008-03-19/opinions/no-diseases-for-old-men-205204/

（9）２００８年から２０１０年まで訴訟が続いたニュー・ジャージー州の事件。手術後の医療ミスで植物状態になったとされる73歳の男性の生命維持継続をめぐって病院と家族が対立した。

（10）http://www.bbc.co.uk/news/health-12551753

（11）http://www.guardian.co.uk/science/2012/nov/13/brain-damaged-man-aware?CMP=EMCNEWEML1355

（12）http://www.medicalnewstoday.com/releases/248188.php

（13）前掲書。

（14）ケアの質コミッション（２００９年に社会ケア監査コミッション、医療コミッション、精神医療法コミッションが統合されてケアの質コミッションが誕生した）が２０１１年10月13日に刊行したＮＨＳ（英国の医療サービス事業）病院における高齢者ケアの尊厳と栄養にかんする報告書　http://www.cqc.org.uk/public/news/national-report-dignity-and-nutrition-review-published　のデータを分析したところ、入院時にルーティーンとしてカルテにＤＮＲ指定が書きこまれていたり、ＤＮＲ指定が患者にも家族にも相談しないまま研修医の判断に任されている、などの結論に達した。
http://medicalfutility.blogspot.jp/2011/10/new-report-on-unilateral-dnar-in.html

（15）ＮＨＳ＝英国の医療制度は受診時無料を原則とする国民医療サービス。地域ごとに、トラストと呼ばれるＮ

ＨＳの下部組織がＮＨＳ病院の運営を担う。

（16）http://www.guardian.co.uk/society/2012/sep/13/downs-patient-hospital-dnr-order?CMP=EMCNEWEML1355

（17）http://www.telegraph.co.uk/health/healthnews/6127514/Sentenced-to-death-on-the-NHS.html

（18）http://www.dailymail.co.uk/news/article-2161869/Top-doctors-chilling-claim-The-NHS-kills-130-000-elderly-patients-year.html

（19）同右。

（20）http://ja.scribd.com/doc/110654494/Consensus-Statement-Liverpool-Care-Pathway-for-the-Dying-Patient
報告書は以下で読むことができる。
https://www.gov.uk/government/uploads/system/uploads/attachment_data/file/212450/Liverpool_Care_Pathway.pdf　また、その詳細については、ネット・ジャーナル「シノドス」に『「どうせ高齢者」意識が終末期ケアにもたらすもの——英国ＬＣＰ報告書を読む』（２０１４年1月10日）と題したレポートで報告した。
http://synodos.jp/welfare/6606

（21）前掲 http://www.theatlantic.com/magazine/archive/1997/03/whose-right-to-die/304641/5/

（22）前掲。

（23）http://opinionator.blogs.nytimes.com/2012/10/27/four-myths-about-doctor-assisted-suicide/

（24）http://www.nytimes.com/2011/03/04/us/04immigrant.html?_r=2&adxnnl=1&pagewanted=all&adxnnlx=1299237839-Yo9jMZ+sIpPaX7CP9x4/Qg

（25）http://www.nydailynews.com/opinion/attempted-rescue-baby-joseph-maraachli-pro-life-poster-child-deeply-misguided-article-1.121912

（26）http://www.dailymotion.com/video/xqe7vv_patient-in-vegetative-state-whose-doctors-had-recommended-

withdrawing-life-support-revives-family-s_news#.UUQMWzevPPs
（27）M. R. Mercurio, *The role of a pediatric ethics committee in the newborn intensive care unit*, Journal of Perinatology 31, 1-9（January 2011）
（28）http://www.thestar.com/news/gta/2013/01/23/stroke_victims_wife_fights_physicians_to_keep_him_on_artificial_life_support.html
（29）http://www.huffingtonpost.com/2008/03/25/man-declared-dead-feels-p_n_93256.html
（30）http://journals.lww.com/ccmjournal/Abstract/2011/06000/Reversible_brain_death_after_cardiopulmonary.44.aspx
（31）http://www.dailymail.co.uk/health/article-2134346/Steven-Thorpe-Teenager-declared-brain-dead-FOUR-doctors-makes-miraclerecovery.html
（32）１９７４年に英国の グラスゴー大学によって発表された意識障害の分類。正常は15点満点で深昏睡は３点。点数は小さいほど重症。
（33）http://www.guardian.co.uk/science/2006/sep/12/health.healthandwellbeing?CMP=EMCGT_300811&
（34）http://www.nytimes.com/2011/12/04/magazine/can-ambien-wake-minimally-conscious.html?_r=2&
（35）http://m.news1130.com/2013/01/25/wife-wins-case-to-withdraw-husbands-feeding-tube/　ほか。
（36）ＯＴジャーナル　VOL.37 NO.9 2003.9。
（37）西村ユミ　２０１２「植物状態患者はいかに理解されうるか――看護師の経験から生命倫理の課題を問う」安藤泰至・高橋都責任編集『シリーズ生命倫理学　第４巻　終末期医療』91―107ページ。
（38）http://www.dailymail.co.uk/femail/article-2043981/Revealed-The-troubling-story-brain-damaged-woman-court-case-divided-Britain-week.html

(39) http://jme.bmj.com/content/early/2012/08/31/medethics-2012-100954.extract
(40) http://virtualmentor.ama-assn.org/2012/03/stas1-1203.html
(41) http://usatoday30.usatoday.com/news/health/2008-03-20-99035845_x.htm
http://www.washingtonpost.com/wp-dyn/content/article/2007/09/12/AR2007091202681.html
http://mybignoise.blogspot.jp/2007/08/diagnosis-murder.html 他。
(42) http://www.thestar.com/life/parent/2009/04/09/baby_kaylee_struggles_on.html
http://www.notdeadyet.org/2009/04/kaylee-wallace-disturbing-coverage-and.html 他。
(43) http://www.washingtonpost.com/wp-dyn/content/article/2007/03/17/AR2007031700963_pf.html
(44) http://www.nytimes.com/2009/12/20/magazine/20organ-t.html?_r=0
(45) 前掲　WP　2007
(46) http://www.nejm.org/doi/full/10.1056/NEJMoa0800660#t=article
(47) http://articles.washingtonpost.com/2008-10-05/news/36849515_1_brain-death-organs-cardiac-death
(48) 前掲　WP　2008
(49) http://www.boston.com/bostonglobe/ideas/articles/2008/03/09/fatal_flaw/
(50) http://www.highbeam.com/doc/1G1-195317862.html
(51) http://business.highbeam.com/137033/article-1G1-192397885/jan-19-2009-redefining-death-new-ethical-dilemma
(52) 前掲　WP　2008
(53) http://pediatrics.aappublications.org/content/121/5/988.full?sid=769eff55-a6aa-4881-bb94-17c6a6ae346d
(54) 最短では10分間隔で2回目の判定が行われており、中央値は１・６時間（推奨されている間隔は年齢に応じて48時間、24時間、12時間)。他にも60%では無呼吸テストが記録されておらず、記録されていた半数以上で、動脈血二酸化炭素分圧が不可逆的呼吸停止を確認できる60ミリＨＧに達していなかった。

(55) http://www.nytimes.com/2009/12/20/magazine/20organ-t.html?pagewanted=all&_r=1&

(56) 以下の論文でオランダの移植医らが使った表現。"*Is Organ Donation From Brain Dead Donors Reaching an Inescapable and Desirable Nadir,*" Erwin J. O. Kompanige, Yorick J. deGroot and Jan Bakker' Transplantation 2011; 91:1177-1180.

(57) http://onlinelibrary.wiley.com/doi/10.1111/j.1467-8519.2010.01811.x/abstract

(58) 前の章で紹介したように、その後9例となったことが報告されている。

(59) http://edition.cnn.com/2010/HEALTH/07/29/georgia.right.to.die/?hpt=T2#fbid=OfQ4vmh7vzf

(60) http://www.cherokeetribune.com/view/full_story/8877370/article-Man-tries-to-donate-organs--now?instance=home_news_bullets

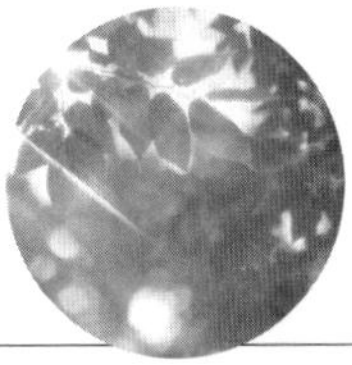

第3章

いのちの選別と人間の尊厳

1　科学万能主義とグローバル経済

　2006年の夏に英語ニュースのチェックを始めた当初、葬儀屋スキャンダルや、世界中で横行している闇の臓器売買、その一方で発展する医療ツーリズム、それらから透けて見える世界規模の格差の広がりの実態に、私はただただ驚愕した。それまで自分が漠然と頭に思い描いていた世界像とのあまりのギャップに言葉を失い、「世界って、こんなにも恐ろしい場所になっていたのか……」と何度つぶやいたか分からない。その当時、もちろんTPP（環太平洋戦略的経済連携協定）など私は言葉としてすら聞いたこともなかったし、当時の私にとってひとつひとつの話題はいまだジグソーパズルのバラバラの断片でしかなかった。けれど、6年間こうしてブログを通じて「死の自己決定権」議論、「無益な治療」論、それらが臓器移植とつながっていこうとする世界のありようを追いかけてきた現在、改めて振り返ってみると、グローバル経済が世界をどのような場所に作り替えていこうとしていたのか、その縮図は、まえがきに書いた2006年の段階ですでにここまでくっきりとしていたのだ……と、改めて衝撃がある。

●科学、テクノロジーと結びつく市場経済

私が英語ニュースを読み始めた頃に出会った印象的なニュースには、もうひとつ、従兄11人がこぞって胃の全摘手術を受けた、という米国の話題がある。胃がんの多い家系だった。そこで祖母が胃がんで死んだのを機に、従兄17人がそろって遺伝子診断を受けたところ、11人に祖母と同じ遺伝子変異が見つかった。11人は全員が迷うことなく胃の全摘手術を受けた。遺伝子診断技術の進歩で、米国では予防的に臓器を摘出するケースが増えている、と記事には書かれていた(1)。それまでにがん予防で摘出された例があるのは、胃、乳房、子宮、腸、甲状腺。将来的には遺伝子診断はコレステロール値と同じくらい日常的な検査になる、と予測する専門家もいた。

日本で報道されることだけを世界の現実だと思っていたのでは想像もできないようなことが、すでに世界では現実になっていた。たとえば、2008年には英国でヒト受精胚法改正議論が国民的な大論争となったのだけれど、この改正法案で提案されていたのは、「動物の細胞に人間の遺伝子を組み込んで作るハイブリッド胚の研究利用を認める」ことのほか、「臓器移植を必要とする子どもたちのために遺伝子診断で作る〝救済者兄弟〟を認める」などだ。

〝救済者兄弟〟については、2009年に日本でも公開されたキャメロン・ディアス主演の映画『私の中のあなた』で取り上げられていたので、記憶している人もあるかもしれない。主人公は、白血病の姉のドナーとして遺伝子診断技術と体外受精技術を使って生まれてきた少女アナだった。日本での公開時には、その設定について現実にはあり得ないSF的な空想と捉えて観た人

が多かった。しかし、アナのような子どもたちはすでに現実に生まれている。〝救済者兄弟〟とは彼らのことである。

ＥＵ議会の報告書(2)によると、世界で初めて〝救済者兄弟〟が生まれたのは２０００年8月。米国コロラドでファンコニー貧血症の姉の幹細胞移植ドナーとして生まれたアダム・ナッシュだ。30個の胚を作り、その中から選ばれた。米国では〝救済者兄弟〟は無規制。フランスは２００4年に、スウェーデンは２００6年に、そして英国はこの２００8年の大論争を経て〝救済者兄弟〟を条件付きで合法化した。病気の子どもを救うために臓器ドナーとしてデザイナー・ベビーを作るという行為は、すでに歴とした現実なのである(3)。

２００８年の英国のヒト受精胚法改正では、前述のハイブリッド胚の研究利用も合法化された(4)。科学とテクノロジーの発達によって、それまでの世界ではＳＦ世界の夢想でしかなかったことが現実に可能となり、そこに多くの倫理問題や法的な問題が生じてきている。２００８年の法改正をめぐっては、それらの倫理問題をめぐって英国中で激しい論争が展開されたのだが、そこでは「本質的な倫理問題の議論が十分に尽くされていない。もっと慎重に」と法改正にブレーキをかけようとする陣営と、「国際的な科学研究競争の第一線に立ち続けリーダーたるためには、倫理問題になどかまっていられない」と先を急ぐ陣営とが、壮絶なせめぎ合いをくり広げた。

その背景に透けて見えるのは、科学とテクノロジーの熾烈《しれつ》な国際競争がそのまま金融資本主義の利権構造に直結しているグローバル経済の実態だ。医学を中心とした科学とテクノロジー研究における、いわゆる〝ブレークスルー〟（大発見や飛躍的な技術の発展）には、それまでの世界では想像もつかなかった規模の膨大な利権が発生する。それら利権とつながるグローバルな構造も、科学とテクノロジーの発達に伴って、どんどん増殖し強欲となっては、さらに加速度的に競争を激化させていく。

　これもまた日本ではなぜか報道されることがないのだけれど、英語圏の報道で私が２００６年から頻繁に目にしてきたのは、「ビッグ・ファーマ」と呼ばれる巨大製薬会社と著名研究者らとの癒着スキャンダルである。治験データの隠ぺい、改ざん、製薬会社が雇ったゴーストライターによる論文執筆、カネに飽かした強引なマーケティング……。当然、それらの薬を飲んで命を落としたり重篤な副作用に苦しむ被害者が出る。相次ぐ被害と訴訟に、米国では上院の委員会が大規模な調査を行い、その人命軽視・利益至上主義の実態を次々に暴いた。そして２０１０年にできたのが、製薬会社に研究者らとの金銭関係のディスクロージャー（情報公開）を義務付ける「医師支払いにかんするサンシャイン・アクト」[5]だ。しかし製薬会社が資金を提供して「アカデミックな研究者をカネで雇った手足のように扱」いつつ新薬の治験を行い、自社職員が著者に名を連ねた論文を発表する事態に、権威ある医学雑誌に発表されるデータにも以前ほどの信憑性がなくなっている。[6]ある調査の結果によれば、１９７５年と比べて不正を理由に撤回される科学論文の数は10倍になっており、「撤回エピデミック（感染流行）」が起こっているという。[7]米国メディアでは「ファーマゲドン」という表現も出てきているが、ブロックバスターと呼ばれる大売れ商品の開発や、最先端科学技術による創薬での国際競争は熾烈さを増す一方だ。そこにもやはり、人びとの健康を増進し命を守り救うという本来の研究目的が見失われ、成果主義、利益至上主義による人命軽視までも危ぶまれる事態が透けて見える。

私が2006年に拾ったニュースの数々がすでにグローバル経済の縮図を描いていたように、世界の産業構造や経済の仕組みそのものが、私たちが知っている旧来の世界観では捉えきれないものとなってしまったのではないだろうか。アフリカでは、先進国のIT有害ゴミが無造作に投棄されたり、(8)無法な医薬品の実験で子どもがたくさん命を落としている。(9)貧しい国々では富裕層の医療のアウトソーシングを担うだけでなく、闇での臓器売買や代理出産までが医療ツーリズムとして繁栄している。安価な介護者や子守として、またはさらに過酷な事実上の奴隷労働力として自国民を輸出するしかない国もある。世界のあちこちで子どもたちまでが奴隷労働に従事させられている。(10)そして、各国内での格差も、各国間の格差も広がる一方だ。

●〝コントロール幻想〟と差別の再生産

もしかしたら、国家という装置そのものが機能できないほどの強大な力が出現してしまっているのかもしれない。それは、急速に広がる各国間の格差を背景に、本来は保健・医療の問題であるはずのものを、国際競争における生き残りをかけた各国経済施策の問題にすり替えてしまうほど大きな力だ。その強欲な力は、新たな薬や最先端技術がいまだ開発途上である段階から「もうすぐ、こんなことができるようになる!」と情報を見切り発車的に流しては人びとの期待を煽《あお》り、そこに欲望と必要を創出し、価値の拡大を図る。

そうして創出されるマーケットに各国政府が産業創出による生き残りをかけて群がっては、マーケットそのものが次々に消費されていくのだ。新たなマーケットが創出され消費されるたびに、人の身体も命もいかようにも操作可能であるかのような幻想が人びとのあいだに広められていく。科学とテクノロジーの発達によって、私たちの生老病死にまつわって起こるすべての問題が簡単にコントロールできるかのように。簡単にコントロールされて然《しか》り、とでもいうように——。

日本で2013年になって導入された新型出生前遺伝子診断は、英語圏では2008年の早くから大きな議論となっていた。当時から今に至るまで、世界中で倫理問題の議論が続いているが、圧倒的な消費者ニーズと商業的インセンティブ(動機づけ)に押されて、普及していくことは不可避と見える。技術の進歩とともに、検査の対象となる病気や障害がさらに増えていくことも不可避なのだろう。ここでもまた、英国のヒト受精胚法改正議論のように、「本質的な生命倫理の議論を尽くさなければ」と慎重を呼びかける陣営と「そんなことにかまっていられない」と強大な時代のダイナミズムに背を押されて先を急ぐ陣営がせめぎ合いながら、結局は後者が押し切っていくのだろう。

2009年にニューヨーク大学医学部の調査で、遺伝子カウンセリングを希望した999人にアンケートを行ったところ、大多数が出生前遺伝子診断ではもっとさまざまなものを調べられるようにしてほしいと望んだという。そのうち、最も希望が多かったのは知的障害で75％が希望。他にも、聴覚障害（54％）、視覚障害（56％）、心臓病（52％）、がん（51％）、運動能力（10％）、優れた知能（12・6％）、身長（10・4％）、寿命（9・2％）という結果だった。[11]

科学とテクノロジーの発達には人の命を救い、苦痛を軽減する素晴らしいポテンシャルがある。しかし、その一方で「可能になったこと」や「可能になるかもしれないこと」は次々に新たな欲望を満たすことへと人びと駆り立て、むしろ欲望に執着させる方向へと押し流そうとしているのではないのだろうか。今では医療技術の応用は病気の治療や予防だけでなく、さらにエンハンスメント（増強）や社会的な問題のコントロールにも、歯止めなく広がろうとしている。

２００９年には米国カリフォルニア州の医師が着床前遺伝子診断技術を使い、生まれてくる子どもの目と髪の色を夫婦に選ばせたデザイナー・ベビーを作ったし、[12]英国でも乳がんの遺伝子ゼロの女児が誕生している。[13]試験の成績を上げる目的で子どもにＡＤＨＤ（注意欠陥・多動性障害）の治療薬を処方してほしいと医師に求める親が増えていたり、[14]落ち着きがなかったり癇癪《かんしゃく》を起こすといった、本来は年齢相応の行動を異常な問題行動と捉えて子どもたちが向精神薬を飲まされていることを懸念する声も多い。[15]肥満の気味があるというだけで健康な子どもに胃のバンディング手術（胃を縛って食事摂取量を減らす手術）を受けさせたり、[16]こんな大きな耳ではイジメられると言って、6歳の子どもに耳の整形手術を受けさせる親もいる。[17]

私がとりわけ大きな衝撃を受けたのは、まえがきでふれた「アシュリー事件」である。２００４年に行われた重症重複障害のある女の子の成長抑制事件だ。米国ワシントン州、シアトル子ども病院でアシュリーという当時６歳の女児に子宮と乳房の摘出手術が行われ、ホルモン大量投与によって身長の伸びが抑制された。両親が希望し、病院の倫理委員会が承認したものだ。目的については、在宅介護を容易にするためともＱＯＬの維持向上のためともいわれ、２００７年に世界中の生命倫理学者らが参戦する大論争となった。この事件は私にとって、毎日のニュース・チェックの目的をそれまでの連載のネタ探し作業から、世界では一体なにが起こっているのかを知りたいとの思いに駆られたライフワークへと、がらりと変えてしまう大きな出来事だった。アシュリー事件との出会いを機に、事件を追いかけるためのブログを立ち上げ、アシュリー事件を始め世界で起こっていることを知り、自分なりに考えようとする試みを始めた。

私がアシュリー事件からそれほど大きな衝撃を受けたのは、もちろん私自身が重い障害のある娘を持つ身として、健康上の必要もなく障害のある子どもの身体を侵襲するという行為そのものに強い違和感を覚えたこともあったけれど、何よりもショックだったのは、この〝アシュリー療法〟をめぐってくり広げられた生命倫理学者らの議論の内容だった。

この事件が最初に報じられたとき、メディアは「これは尊厳の侵害ではないか」と、私と同じ衝撃と違和感で反応した。ところがそれに続く論争の中で出てきたのは、「アシュリーは何も分からない重症児だから、その他の人のように尊厳を考える必要などない」という主張だった。ピーター・シンガーは論争が始まるやニューヨーク・タイムズに寄稿し、「我々は常に人間には簡単に尊厳を見いだし、そこには精神年齢が決して乳児を超えることのない人間もふくめるが、イヌやネコの方が人間の乳児よりも明らかに精神的レベルが高いにもかかわらず、我々がイヌやネコの尊厳を云々することはない(18)」と書いた。

私はアシュリー事件と出会うことによって初めて、パーソン論の存在を知った。誰かが「人格〔パーソン〕」として認められるためには、単に生物学上のヒトであるだけでは十分ではなく、自己意識や理性など一定の知的能力を有している必要がある、という考え方だ。２００７年の論争当時、メディアに登場してアシュリーに行われた医療行為を擁護したのは、事件の関係者を除くと、そのほとんどが功利主義の生命倫理学者と、科学とテクノロジーの進歩によって人類の能力を高め、スーパー人類を作ることを夢見るトランスヒューマニストと呼ばれる人たちだった。私はパーソン論にもとづく彼らの擁護論に触れるたびに、行間から「どうせ」という不快な響きを聞くような気がした。米国世論にはアシュリーの親と担当医の決断を賛美、擁護する声が思いのほかに多かったが、それはメディアで擁護する人たちが言外にくり返す「どうせ」が人びとのあいだに潜んでいた「どうせ」を掘り起こし、正当化し、再生産したのではなかったろうか。そして、それは実は死の自己決定権や「無益な治療」論をめぐる議論で、いつのまにか対象者を拡大させていく「どうせ」の共鳴・共有と、同じ現象だったのではないだろうか。

科学とテクノロジーの発達はグローバルな市場経済と結び付いて、人の身体も命も簡単に操作・コントロールが可能なものとの錯覚、いわば〝コントロール幻想〟を広げ、それが能力至上の操作主義の急速な広がりにつながっているのではないか、という気がしてならない。何でも操作しコントロールすることが可能であるという幻想をいったん抱いてしまったら、能力は望みのままに伸ばせるし、どこまでも快を追い求めることも可能に思えてくるだろう。欲望は満たせて然り、とも思え始めるだろう。けれど、そうやって人びとは満たしたい欲望に目をくぎ付けにされ、むしろ欲望に執着させられているように見える。欲望への執着が深まるにつれて、「未知なもの」「自分でコントロールできないもの」「快への欲望を脅かすもの」への不安と恐怖心が高まっていくのも、考えてみれば自然なことなのかもしれない。だから、操作もコントロールもできず人を不安にさせるようなものは無価値であり、科学と技術を駆使して排除すればよい――。そうした幻想がパーソン論や功利主義の考え方と親和し、既存の差別を掘り起こし、新たな装いで再生産されているのではないか。

そして、欲望を満たそうとする消費者のニーズとそれらを商業的なインセンティブで絡めとる新自由主義のグローバル経済が席巻する世界では、それらがことごとく強者の論理に援用されながら、科学とテクノロジーによって管理・コントロールする側とされる側、科学とテクノロジーの恩恵にあずかる側と、そのために奴隷労働力として、またはバイオ資材として犠牲に供される側とに、人間が選別されていこうとしているのではないだろうか。

もしも、その選別が重症障害者や高齢者や貧困国の貧困層の切り捨てで終わると信じていられるとしたら、それは楽観が過ぎるというものだろう。現在、生命倫理の議論では、〝道徳ピル〟や〝愛情ピル〟を開発して人びとに飲ませたり、脳科学技術を使って犯罪を予防しようと、「道徳エンハンスメント（増強）」を提唱する学者が相次いでいる。そこにはピーター・シンガーや「臓器提供安楽死」を提唱したジュリアン・サヴレスキュを始め、アシュリー事件の論争で擁護論を説いた人物たちが名前を連ねている。(19)「生きるに値する命」と認められるためには、単に若くて健康で障害がないというだけではなく、科学とテクノロジーによる支配への従属が課せられようとしている。

2　医療と障害のある人びと

　このように、科学とテクノロジー、とりわけ医療技術の急速な発達によって世界はどういう場所になろうとしているか、という自分なりの「大きな絵」を描き、その中で改めて「死の自己決定権」議論や「無益な治療」議論を振り返ってみるときに、私が思うことのひとつは、もともと医学・医療の世界には操作主義やパーソン論と親和しやすい文化風土があるのではないか、ということだ。「無益な治療」をめぐる議論のところでふれたように、障害者運動は、医療には障害に対するネガティブな捉え方が根深いと指摘し、死の自己決定権や「無益な治療」論は障害児者の命を直接的に脅かす、と警告し続けてきた。

　私自身は障害者運動について何事かを語れるほどに多くを知っているわけではないけれど、私たち親子にも、彼らの言う「ネガティブな捉え方」の実体験がある。それは10年以上経った今になっても、私には冷静を保って語ることがとても難しい、トラウマのような記憶だ。けれど、今こうして世界で起きていることの「大きな絵」をふまえて振り返ってみると、私たち親子が直面したのは医療現場に浸透した、いわば「暗黙のパーソン論」だったようにも思われてくる。だから、ここでその体験を語ってみたいと思う。

●私たち親子の体験

娘の海《うみ》は中学生時代に、腸ねん転の手術を受けた。ことの起こりは、6歳からお世話になっている重症心身障害児施設で右大たい骨を骨折したことだった。もともと寝たきりなのだけれど、最初の1カ月は寝返りも許されず仰向けのままとなった。幸い、痛みは十分にコントロールしてもらい、こういう状況で起こりやすい感染症も手厚い看護で乗り切った後は、ベッド状の車椅子で養護学校にも通わせてもらった。週末には親子水入らずですごせるように母子入園の部屋をあけてもらえる配慮もあった。それでも動きが少なくなったことやストレスのためか、いよいよギプスをはずそうという直前になって突然、体調が悪化。腸ねん転を起こしていると分かり、総合病院に運ばれて、そのままバタバタと深夜の緊急手術を受けた。そしてその翌朝から、私は連日、外科スタッフと壮絶な闘いをくり広げることになった。

なにしろ手術の翌朝だというのに、痛み止めの座薬を入れてもらえないのだ。娘は言葉を持たないけれど、顔や眼の表情、声のバリエーションやトーン、身ぶりでたいていのことはきちんと意思表示し、自己主張する。「この子はこんなに痛がっているんです」と必死で訴え続けているのに取り合ってもらえないのは、私にとっても身を焼かれるようなつらさだった。見舞ってくれる施設のスタッフも娘の姿に心を痛めて、訴えてくれた。それでやっと、夜寝る前の1回だけ座薬が出ることになったが、手術直後だというのに、いくら求めても、それ以外は痛みに対応してもらえなかった。娘は「んー、んー」と力弱い声を振り絞り、切迫した目で必死に助けを求め続けていた。おなかを15センチも切り開かれた娘の痛みを我が身に感じてジリジリしながら、助けてやることができない無力感に、私は身もだえした。

そんな朝、回診にきた外科部長が廊下で私を見かけると、つかつかとやってきた。そして、「あんたは痛み止めを入れろとうるさく騒いどるらしいが、ええか、痛みを止めるのは命に悪いんじゃ！」。いきなり苛立たしげな大声で怒鳴りつけられて、すくみそうになった。でも、娘は激痛を今この瞬間にも耐えさせられているのだ。そんな非科学的な〝説明〟で黙って引き下がるわけにはいかない。「でも先生、おなかを切ったわけですから、それって並みの痛みじゃないですよね。それだけの痛みに耐え続けさせられるのは胃腸にだって負担になるんじゃないでしょうか。まんいち胃に穴でも……」。そこで医師は「なっ」とも「だっ」とも聞こえる侮蔑《ぶべつ》の音声を吐き捨て、ハエでも追い払うような手つきをすると、そのままそこへ私を置き去りにして行った。

障害さえなければ当たり前にやってもらえることを、なぜ障害があり、口で「痛い」と言えないというだけで、してもらえないのか。この子の目の切迫した色が、なぜこの人たちには見えないのか。この子が振り絞っている声が、なぜ聞こえないのか――。

私は家に帰り、娘の満面の笑顔や、養護学校で教えてもらった手品を披露して得意になっているところなど、元気なときのチャメな姿を映した写真を数枚選んで、大きな画用紙に貼り付けた。そして画用紙の上部に「私は児玉海です。元気なときにはこういう子です」と大書して、娘のベッドのヘッド・ボードに貼り付けた。外科医を始め、この子のことを「どうせ何も分からない重症児」としか見ようとしない病棟スタッフに、この子は児玉海という名前も個性も人格もある、一人の子どもなのだということを分かってほしかった。

重症障害児者についての知識を持たない外科スタッフは、繊細にすべきところで乱暴な判断をし、大胆に決断すべきところでは逆に臆して手をこまねき、そのことごとくが娘に無用な負担や不快や苦痛を強いることになった。迷惑な患者を診てやっているのに要求が多く傲慢《ごうまん》な親だという白眼視に耐えながら、私は医師や看護師に挑《いど》み続けるしかなかった。

手術が終わるのを待っているあいだには、娘の血管はもろくて点滴がもたないと案じる私に、スタッフの一人から「開腹手術では中心静脈にラインをとって（カテーテルを入れて、そこから）高カロリーの栄養液を入れる。点滴ははずすから大丈夫」という説明があったのだけれど、娘は2日も前に施設で入れた頼りない点滴だけで手術室から出てきた。その点滴が案の定、翌日にもれると、外科医にも外科病棟の看護師にも、重症児の細くてもろい血管に点滴を入れる技術はなかった。応援に来てくれたその病院の小児科医が何度か入れてくれたものの、それもすぐにもれると、点滴は抜かれたままとなった。その他の栄養と水分の補給方法については話が出ることすらなく、栄養状態が悪くなれば、たちどころに褥《じょく》そう（床ずれ）ができ始める。娘のおなかの傷は開き、化膿し、そこは灰色の膿をたたえた湖のようになった。

私は、何とか口から入りそうなものを工夫しては食べさせ、飲ませることにシャカリキになった。術後の体力が落ちた状態で傷の痛みに素で耐えることを強いられながら（しかも脚にはまだギプスをしたままで）、一日中食べ飲むことを強要されるのは、娘にとっては母親から虐待されるようなものだったろう。しかし、この子の命を救うためにはそれ以外にないと親が思いつめなければならない状況だったのだ。中心静脈にラインを取ってもらえないかと頼んでも、感染の可能性があると拒否されてしまったのだから。

夜中に「けいれんの発作がどんどんひどくなる。このままでは重積状態（発作が30分以上続くか、反復して、そのあいだ意識を失う状態。早急な対応を要する）になってしまう」と必死に訴えた晩があった。けいれんについて知識のない外科病棟の看護師には、そのことの意味すら伝わらない。やっとのことで当直の小児科医に電話を入れてもらえても、直接こちらから説明させてはもらえないのだから、事態は正しく伝わらない。その、もどかしさ――。夜通し、あちこちに助けを求め続けたが、結局その晩、けいれんし続ける娘のところに医師は誰も来てくれなかった。

必死で食べさせている途中で、疲れ果てた娘が眠りこけてしまいそうな晩もあった。でも、その日の尿量は300ccにしかなっていない。唇はひび割れ、肌もカサカサにひからびている。このまま眠らせては脱水が怖いのではないかと思ったけれど、娘はもう限界だった。私は主治医を呼んでもらって、もう一度だけ点滴を入れてみてもらえないか、と頼んでみた。せめて200か300ccほども水分を入れてもらえれば、朝になればまた食べさせられる、持続でなくてもよいので夜を乗り切るための1本かぎりの点滴を、と、お願いしたのだけれど、「200や300入れたってたいした変わりはない」と拒絶されてしまった。そして言われたのは、「このまま傷が悪化するようだったら、大学病院へ移ってもらいます」。

障害さえなければ当たり前にしてもらえる基本的なケアをしてもらえず、本来なら無用なはずの痛み苦しみに苛《さいな》まれ、弱っていく一方に見える娘を前に、どうせ助けてくれるつもりがないのなら、こんな嬲《なぶ》り殺しみたいなことをせず、いっそ一思いに死なせてやってほしい……と、思った。このまま娘を連れ出して、どこかの山に入って一緒に死ぬしかないのだろうか……。私はそんなことを何度もくり返し、考えつめた。

最終的には、娘に口から飲食を強要することの限界を感じて、しぶる医師に頼みこむ形で鼻から胃にチューブを入れてもらった。胃に流動食を入れてもらって栄養状態が改善すると、数日でみるみる体力が戻り、またすぐに口から食べられるようになった。あのときチューブを入れてほしいと頼み込んだ親の決断が境目になったと思う。おなかは膿の湖のような状態のまま、傷のケアを施設側が引き受ける形で退院して戻ったとき、施設の主治医からは「海ちゃんの命を救ったのはお母さんだった」と言ってもらったけれど、その言葉は誇張でも比喩でもなく、まぎれもない事実だったと私自身、今でも思っている。そして、それはこの上もなく恐ろしい事実だ。命を救ってくれるはずの病院に身を置きながら、娘はそこで命を見限られていたのだから。

長いあいだ、私はこのときの体験について、競合相手のいない田舎の総合病院だから起こったことだと捉えていた。しかし、その後インターネットで英語ニュースを読むようになってから、英国の知的障害者のアドボケイト（権利擁護・代弁）団体、メンキャップによる『無関心による死』キャンペーンと出会った。そして、大きな衝撃とともに、あのときのことは決して日本の田舎町だから起こったことではなく、世界中で障害児者と家族が体験していることなのだ、と知った。

メンキャップは私が英語ニュースを読み始めた2006年にすでに、NHS（英国の医療サービス事業）病院での知的障害者への医療差別問題に熱心に取り組んでいた。2007年には、障害があるために本来なら受けられるはずの医療を受けることができず、落とさなくてもすんだはずの命を落としてしまった知的障害者6人のケースを取り上げて『無関心による死』[20]という報告書を刊行し、医療オンブズマンに苦情を申し立てた。調査に入った医療オンブズマンは、2009年3月に議会に出した報告書『6つの命』[21]で6人のケースをそれぞれ詳細に検証したうえで、2人のケースについて医療ネグレクトが死につながった可能性があると結論し、NHSに対して遺族への謝罪と賠償を命じた。オンブズマンはその他のケースもふくめ、「医療職がもっと積極的であったら、患者を最もよく知っている家族や介護者からの情報やアドバイスに従っていたら、患者の個々のニーズにもっと適した医療を行っていたら、と悔やまれる事例が多数あった」と書き、医療職のあいだで障害者の権利擁護にかんする法やその理念が周知されておらず、障害者では基本的な医療のスタンダードが守られていない実態を指摘した。そして、関係機関それぞれに改善策を提言した。

私たち親子の体験は、日本の田舎だから起こったことでも、たまたま障害児への強い偏見をもった医師に行き当たったために起こったことでもなく、多くの障害児者やその家族が病院で体験していることだったのである。

●マークとマーティンの『無関心による死』

医療オンブズマンが「避けることのできた死」を認定した一人は、マーク・キャノン。ときどき短期で利用しているケアホームで大たい骨を骨折し、2003年6月27日に入院した。7月4日に退院したが、痛みが激しいために食べることができず、再入院。1週間後に退院したが体調は悪いままで、感染症を起こしていると判断したGP（一般医）は抗生物質を処方する。8月10日には脱水、栄養不良に腎臓障害を起こして救急救命室に運ばれ、翌日集中治療室に入る。13日には症状が落ち着いたために要介護者の病棟に移るが、そこで容体が悪化し、心臓マヒを起こす。蘇生され、再び集中治療室に戻るが、重篤なため長時間の議論の末、家族は治療の中止に同意した。8月29日に死去。享年30。死因は気管支肺炎だった。

このように報告書で事実経過だけを読む人には、病院から家へ、家から病院へと本人も家族も黙々と医療サイドの指示に従って移されていったように見えてしまうかもしれない。けれど、現実は決してそうではなかったはずだ。記述されたひとつひとつの事実と事実とのあいだに、どれほど本人の激痛に満ちた果てしのない時間があり、それを訴える言葉にならない叫びがあり、身の置きどころのない苦痛に悶《もだ》え暴れる身体があったことだろう。その傍《かたわ》らで、やるせなく身を揉《も》みながら、必死で異常を訴えて医療職に向けて声を張る家族の苦悩があったことだろう。この1カ月あまりは本人にとっても家族にとっても、どれほどに切迫した痛苦と無力感、絶望感に塗り込められた、消耗的な時間であったことか。そして、そんな当人と家族を取り巻いて「知的障害者が暴れて迷惑」「めんどうな患者を診てやっているというのにウルサイ親だ」「どうせ何も分からない障害者……」という眼差しが、どんなに冷たく刺々《とげとげ》しかったことだろう。

マークのケースについて、医療オンブズマンはメンキャップから出されたいくつもの苦情を、GPに対するものひとつを除き、すべて事実認定した。認定された苦情とは「痛みの管理における過失」「けいれん管理における過失」「アセスメント（評価）とモニタリング（観察）における過失」「支援サービスの手配と提供における過失」「合理的な配慮をしなかった過失」など。

最初に骨折で救急救命室に運ばれたとき、マークには痛みの強さのアセスメントが行われず、激痛にもかかわらず5時間以上も鎮痛剤が投与されなかった。2度目の入院の際には、マークは悲鳴をあげ、大声を出し、壁に頭を打ち付けるなど、明らかに激しい痛みに苦しんでいた。それでも痛み止めが与えられたのは、救急救命室に運ばれて11時間も後のことだった。痛みの強さのアセスメントが行われても、それは言葉での問答にもとづくもので、マークには言葉によるコミュニケーションができないことがまったくカウントされなかったという。いずれの入院時にも家族はマークがこうした行動で激しい痛みを訴えているのだと医療職に伝えようとしたが、医師も看護師も意に介さなかった。

メンキャップはHPで「医療職の多くには知的障害者の痛みの閾値《いきち》は他の人とは異なっているとの誤った認識がある。治療に当たった医療スタッフがマークの激痛を把握せず、痛みに苦しんでいると訴える家族の声に耳を傾けなかったのは、恐らくはそのためであろう」[22]と推測している。

もうひとつ、医療オンブズマンが「避けることのできた死」と認定したのは、マーティン・リヤン（享年43）のケースである。重度の知的障害、自閉症とダウン症候群で言葉による意思疎通はできなかった。2005年11月26日に脳卒中を起こして入院。後遺症から嚥下《えんげ》（飲み込み）ができず絶食の指示が出ていたが、点滴も経鼻チューブによる栄養補給も一切行われず、やっと医師が胃ろう造設を決断し手術室の予約を取ったときには、マーティンはすでに肺炎を起こし、手術に耐えられる体力をなくしていた。この段階に至って医師はマーティンはもう助からないと判断し、治療は緩和ケアに切り替えられた。そして彼は、12月21日に死亡した。

医療オンブズマンが知的障害者の医療において特に注意すべき点として挙げたのは、「コミュニケーション」「パートナーとしての協働・協調」「家族・介護者との関係」「ルーティーンの医療手順をきちんと守ること」「マネジメントの質」「アドボカシー（権利擁護）」だった。

メンキャップの報告書と医療オンブズマンの報告書があぶり出したショッキングな実態を受け、英国保健省は2010年から3年間に及ぶ非公開の実態調査を実施した。[23] 2013年3月19日に発表された結果によると、知的障害者の死亡件数のうち、37％は死を避けることができたものと考えられる。それは、年間、推計1238人の知的障害児者が適切な医療を受けられないために死んでいるということだ。また、一般人口と比較して、知的障害のある男性は13年も早く死んでおり、知的障害のある女性では20年も早く死んでいる。調査対象となった知的障害者の22％が50歳以下で死んでいるが、一般人口では50歳以下で死ぬ人は9％にすぎない。[24]

●米国NDRN『障害者の市民権を侵す医療』

米国でも2012年5月に類似の報告書が出ている。[25] The National Disability Rights Network（NDRN）が出した『障害のある人びとへの軽視：市民権を侵害する医療行為』である。

米国では、州立の障害児施設で醜悪なネグレクトが発覚した事件を受けて、1975年に障害者関連法が改正され、その際に障害者の保護と権利擁護ネットワーク（Protection & Advocacy System. 以後P＆Aシステム）の創設によって、各州にP＆A活動拠点の設置が義務付けられた。当初は施設入所の障害児者の保護が活動の中心だったが、その後は各種根拠法にもとづいて、広く障害児者の保護と権利擁護の活動を担っている。連邦政府から活動資金が出ており、一定の介入権や調査権を有している。[26] 前述のアシュリー事件では、ワシントン州のP＆Aが即座に調査に入り、病院側と改善に向けた合意を取り付けて報告書を刊行した。これら各州のP＆Aネットワークの全国組織がNDRNである。

NDRNの報告書が「障害者の市民権を侵害する医療行為」として取り上げているのは、まず、重症児全般に一般化されようとしている〝アシュリー療法〟。次に、かつて米国と日本を含む世界中で行われた不幸な歴史への反省から、防止に向けた努力が払われてきたにもかかわらず、今また「本人の最善の利益」の名の元に広がり始めている障害児者に対する強制不妊手術。そして、「無益な治療」論による障害児者からの一方的な医療の中止と差し控えの3つである。

いずれも2006年から特に関心を持って追いかけてきた問題であり、私は大きな興味を持ってこの報告書を読んだ。読みながら、とりわけ心が騒いだのは、「無益な治療」論による障害児者への命の切り捨てはすでにこんなところまで来ているのか……という事例の数々だった。そこに見られるのは、第2章で紹介した「無益な治療」をめぐる報道や議論の範囲をさらに逸脱する、障害児者の周辺での「無益な治療」論の実際である。

▼ワシントン州のケース

知的にも身体的にも障害のある若い男性が、精神科薬の副作用によって重症の神経障害を起こしたため、入院を経てナーシング・ホームに移った。目的は薬の副作用の治療だった。しかしホームでは「特に分類されない虚弱（debility NOS）」と診断され、男性の治療はホスピス・ケアに切り替えられた。栄養と水分の供給を行わず、そのまま死ぬにまかされることになったのだ。

P&Aの調査員が訪問し、呻《うめ》いているのは空腹のためだと訴えたが、ホーム職員が取り合わなかったため、調査員は男性に目でペンを追わせて意識が完全であることを証明してみせた。その結果、男性の治療計画は変更され、適切な栄養とリハビリが提供された。体力が戻ると口から食べられるようにもなった。体重が戻るにつれて身体能力を取り戻し、担当医は「奇跡の回復だ」と驚いた。

▼ロード・アイランド州のケース

入所施設で暮らす78歳の男性が大腸がんになり、手術を受けなければ1年以内に死ぬと診断されたが、外科医はこれほど重い障害がある患者を延命させる理由はない、と拒否。ロード・アイランドのP&Aが本人の代理人となり、州の規定にもとづいて、手術にかんする本人の望みを見極め、代理決定を行うための手続き開始を裁判所に申し立てた。男性は障害のために言葉を持たないが生きていることをよろこびとし、治療を望んでいると施設職員が証言。外科医に手術が命じられ、男性は手術を受けて、その後2年間生きた。

▼ワシントンDCのケース

ジョン・スミス（20歳）は2010年6月11日に、骨髄炎と感染症を起こしてステージⅣとなった褥そうの治療のために入院した。当初は点滴で抗生物質を投与する予定にしていた医師らは、入院後には、傷がひどいうえに身体的にも知的にも障害が重いので治療の利益がリスクを上回らないとして、治療をせず栄養と水分の補給もなしに、ナーシング・ホームに送って死ぬにまかせよう、と方針を変更。ホームに空きがなかったために、とりあえず病院に置かれたが、症状は悪化の一途をたどる。看護師と介護士らが懸念の声をあげても、医師は「治療法はないし、どうせ死ぬ」と取り合わなかった。7月になると、医師らはスミスを蘇生不要（DNR）指定とした。

そこで介入したワシントンDCのP&Aは、病院の担当医に向け、法で定められたしかるべき手続きがとられていないことを文書によって通告する。入院時にスミスは州の保護下にあり、州法の規定によれば、こうした意思決定は裁判所に任命された法廷代理人と、法的保護者である児童家庭サービス局との協議によって行われなければならない。しかしスミスの担当医は、法定代理人にすべての治療の選択肢を説明することを怠り、栄養と水分の補給について相談していなかった。それらが手続き違反であることをP&Aは指摘したのである。

なんら積極的な治療を受けられず、栄養と水分の補給もない2カ月間の入院を終えて自分のアパートに帰った8月2日、スミスの体重は10キロ以上も減り、褥そうは3倍の大きさになっていた。その後2回の入院で抗生物質による治療が効果を見せ、彼はまた地域の自宅に戻った。この報告書が書かれた段階で傷は回復しつつあり、「あれほどつらい思いをしたにもかかわらず、またこの患者は死ぬと病院医師らが診断したにもかかわらず、彼は今でも生きて地域で暮らしている」。

▼ウィスコンシン州のケース

グループホームで暮らす13歳の男児。知的にも身体的にも障害がある。風邪をひいたので、グループホームの職員らが病院へ連れて行き、医師から抗生剤を処方された。ところが、それを知った両親は抗生剤を飲ませないよう要求する。次に風邪をひいたら治療せずに放置し、肺炎になったら肺炎の治療もせずに死なせる、と子どもの主治医とのあいだで取り決めができている、というのだ。グループホーム側はそれに従うことを拒否し、抗生剤を飲ませ続けた。すると両親は子どもをグループホームから地元の大学病院へ移し、抗生剤だけなく栄養と水分まで引き上げた。少年は数日後に死亡。彼はターミナルな状態でもなければ、植物状態でもなかった。

●「暗黙のパーソン論」と無関心

ＮＤＲＮの報告書には他にも多数の事例が紹介されているが、それらを読んで私が考えたことは大きく言えば2つある。ひとつは、米国のＮＤＲＮが報告しているのもまた、英国でメンキャップが問うた「無関心」そのものだ、ということだった。そして、その無関心を生じさせるものは、それぞれのケースにかかわった当事者には意識さえされていないかもしれないけれど、やはり「暗黙のパーソン論」ではないのか、ということだ。

２０１2年、日本のとあるシンポジウムで登壇者の一人がこんなエピソードを語ったことがある。その人は最近、老親を病院で看取った。亡くなる前に病院に通って家族が一生懸命に声をかけていると、医師が「話しかけても無駄ですよ。もうイヌやネコ程度の意識しかないですよ」と言った、というのである。言葉の是非はともかくとして、他者への想像力があるかないかという問題ではないか、とその発言者は話を展開していったのだけれど、それを聞いた私はその後の文脈を見失うほど、しばらく凝然《ぎょうぜん》と固まってしまった。「イヌやネコ程度」という表現が、２００

7年に〝アシュリー療法〟論争の際にピーター・シンガーが重症障害者の意識のあり方をめぐってニューヨーク・タイムズに書いた「イヌやネコの方が人間の乳児よりも知的レベルが高い」に、そっくり重なったことに、全身がしびれるような衝撃があった。シンガーはその表現によって、アシュリーには尊厳を考える必要はないと主張したのだった。

改めて考えてみれば、終末期の高齢者について「イヌやネコ程度の意識しかない」と言うのは、たいそう矛盾している。状況から推測するなら医師が意図したのは「もう何も分からなくなっているのだから、話しかけたって無駄」だったのだろうけれど、イヌやネコは痛みも不快も恐らくは我々と同じように感じるはずだ。人間の言葉も一定程度まで理解する。イヌやネコをペットにしたことがある人なら、それぞれに個性があり、好き嫌いもあれば、気持ちや意思だって彼らなりの方法で表現することを知っている。つまりイヌやネコとのコミュニケーションは一定のところまで可能なのだ。だから実際には、「イヌやネコ程度の意識」があるなら、話しかけることは決して「無駄」ではない。しかし、その医師もピーター・シンガーと同じく「イヌやネコ」を引き合いに出した。

それは、すなわち「イヌやネコ程度の意識」が意味していたのは、実際のイヌやネコの意識のありようではなく、「人間ならぬもの」「人間扱いしなくともよい存在」だったということなのだろう。「イヌやネコ程度の意識しかない」とは、シンガーの発言趣旨と同じく「尊厳に値しない存在」、「もはや人として関心を寄せるに値しない存在」ということだ。だから、もう痛みや不快を細やかに気遣ったり、ていねいに症状を見極めたり、積極的に症状管理や治療をしようと努めるようなめんどうな関心は引っ込めて、みんなで無関心へと立ち去ってしまおう――。医師は、そう言っていたのである。そして、終末期の高齢者を前に家族をも平然と無関心へと誘う、その意識こそが、高齢者が安易に胃ろうを作られ、ずらりと並べられて肉体として生かされたまま機能を低下させていく状況を作り出しているものの正体ではないのだろうか。その事態を作りだしているのは胃ろうという技術ではなく、胃ろうをアリバイに機械的な最低限のケアに切り替え、その人への関心の一切を引き上げて立ち去ってしまう無関心なのだと思う。

高齢者がていねいなアセスメント（見極め）もなく看取りのプロトコル（手順書）を機械的に適用されたり、本人にも家族にも無断でＤＮＲ指定にされて命を見限られていくことも、私の娘やマーク・キャノンをはじめ多くの障害児者が激しい痛みを放置されたり、本来なら「無益な治療」論の対象にはならないはずでありながら、不当に栄養と水分の補給や治療を差し控えられて命を見限られていくことも、みんな根っこのところで、メンキャップが言う「無関心」でつながっている。それは、「暗黙のパーソン論」によって人間に線引きし、いったん「人間扱いしなくともよい存在」に選別するや、さっさと手を引き、立ち去ってしまう無関心のことだ。

その無関心は、ザック・ダンラップが必死で内側から叩こうとしている窓に早々と「ここにはもう誰もいない」「臓器プール」と張り紙をして、「さぁ、みんなで立ち去ってしまおう」と呼びかけてくる声へと通じている。シアトルのがんセンターにスタンダードな医療として医師による自殺幇助プログラムが用意されたり、安楽死や自殺幇助が緩和ケアの一環と位置付けられていくとき、あるいはエマニュエルが言うように医師が「慣れて」いったときに、「本人が死にたいと言うのだから、希望どおりに死なせてあげよう」と致死薬を注射し、あるいは手渡す「死の自己決定権」の親切な手つきにも、その無関心は忍び込んでいきはしないだろうか。

●医療と患者のあいだの溝

娘の腸ねん転での入院中、その総合病院の小児科医師に話したいことがあるとお願いして週末に時間を取ってもらったことがある。重症障害児の医療にもかかわっている小児科医なら、私が感じている外科医の対応への危惧にも理解が得られるのではないかと考えたからだった。何度か点滴を入れてもらったり、けいれんの薬を増量してもらうために話をしたことがあり、現状を変えるための最後の頼みの綱として、私はその人に助けを求めた。週末の無人の診察室で小児科医と向かい合い、私はだいたい次のようなことを話した。

外科の先生には適切に手術を決断してもらい、娘の命を救ってもらったことに感謝している。けれど、その後のケアでは、外科の先生方は重症児についていてくわしくないために、ていねいにすべきところで判断が乱暴になり、大胆に決断すべきところで臆しておられるように見える。正直に言えば、「いつ何時なにが起こるか分からない重症児だから、なるべく余計なことはせずにおきたい」という姿勢でおられると感じている。

それだけ先生方がこれまで重症児のケースで痛い体験をしてこられたということなのだろうし、もしかしたら最悪のときには訴えられる可能性まで考えて、余計なことはしたくないと考えておられるのかもしれない。外科の先生方はそれだけのリスクを背負って医療をしておられるのだということも分かる。けれど私も子どもが生まれて10年以上それなりに医療と密接に付き合ってきた親として、医療が必ずしも万能でないことは十分に理解している。娘の医療についてはこれまで主治医からていねいに説明を受けてきて一定の知識も理解力もあると思う。娘の状態についてきちんと科学的な説明をしてほしい。そして治療の選択肢をすべて提示してもらい、十分に納得したうえで意思決定をさせてもらいたい。そうして万全を尽くしてもらってもなお結果が悪かったときには、結果だけで訴えるようなことはしない。今のように説明もなく、ただ余計なことはしたくないと必要な治療まで手控えられるのだけは、そのすべてが娘の無用な負担となって耐えられない。重症児のことを分かっておられる小児科の先生の方から外科の先生方にお話しいただけないものだろうか。

そんなことを一生懸命に訴えた。聞いてくれる小児科医師の姿勢はそれなりに誠実だったと思う。途中、「たしかに外科医はそれだけのリスクを背負っている」、「訴訟のことも念頭にあるかもしれない」などのレスポンスもあったし、私は真意はそれなりに伝わっている、受け止めてもらっているとも感じていた。約1時間ほど話をしたところで、小児科医は「お母さんがおっしゃることは分かりました。僕から外科の先生方と話をしましょう」と言ってくれた。そして、時間を取ってもらったことや理解を得られたことに礼を述べながら立ちあがった私は、医師の次の言葉を聞いて棒立ちになった。

「死んだってかまわないと親が言っているんだから、それ以上に言うことは何もない」。

●二者択一の議論が取りこぼしていくもの

尊厳死の法制化議論で、「何が何でもあらゆる手を尽くして延命」か、それとも「一切の延命をせず死なせる」のかといった、単純な二項対立になってしまった議論を耳にするたびに、私は見知らぬ小児科診察室で棒立ちになった、あのときの絶望を思い出す。患者の終末期をめぐる願いが、「余計なことはせず、さっさと死なせてほしい」という分かりやすい言葉に集約され、それが「尊厳死」や「平穏死」への願いとして回収されていくとき、そこに、あのときに小児科医と私のあいだにあったのと同じ深い溝を見るような思いになる。

法制化に慎重であろうとする立場の人たちが言っていることは、決して「何が何でもあらゆる手を尽くして延命を」という主張ではないし、患者の本当の願いだって「どんな場合にも一切の延命をせず、さっさと死なせて」でもない。私が必死の思いで訴えたことが決して「死んだってかまわない」ではなかったように、患者が求めているのは「あらゆる手を尽くして延命」か「延命は何もしない」かのどちらかではなく、そのどちらでもない両者のあいだのところで、フィンズが指摘した「早いところさっぱりと決着をつけてしまいたい」欲求に耐えてふみとどまることだ。「さっぱり」しない悩ましさや重苦しさを引き受けつつ、個々のケースの個別性の中で目の前の固有の患者や家族に寄り添い続けること。私たちの傍らから立ち去らずに、固有の小さな判断を粘り強くていねいにくり返してください、ということだ。

人の生き死ににまつわる問題は「Aか否か」や「AかBか」と、はっきりと答えが出せるところにあるのではなく、常に「AでもありBでもあり、さらにCでもあるけれど、同時にAのみでもBのみでもCのみでもない中でどうするか」というところにあって、すっきりと割り切れた言葉にはなりにくいものなのだと思う。だからこそ性急に、割り切れた分かりやすい言葉に回収してしまうことは避け、そのAでもBでもない「あわい」にふみとどまり、その「あわい」にあるもののことをていねいに探り考える姿勢が大切なのではないか。「Aか、さもなくばBか」という形で問題が提示されると、そのあいだや周辺にある、本当は考えるべき大切なことが取りこぼされてしまう。逆に言えば、それらを取りこぼしたまま「尊厳死か、さもなくばあらゆる手を尽くした延命か」という短絡的な二者択一の議論に問題を落としこんで白黒つけてしまおうとすることもまた、そのあいだや周辺にあるものへの「無関心」の一形態ではないのだろうか。

●認知症の人に関心を向け、理解するアプローチ

「チョコレートは確かに薬ではありません。でもソラナックス（抗不安薬）より効きますよ」

米国アリゾナ州に、こんなことを言う認知症ケアの専門家がいる。問題行動が激しく他の施設

を断られたり追い出された認知症の高齢者を受け入れ、落ち着きを取り戻すことに成功してきた、キリスト教系ナーシング・ホーム、ビーティテューズ・キャンパスの担当者だ。2010年の暮、ニューヨーク・タイムズが「アルツハイマー病の患者本人の思いのままに、チョコだってあげちゃいます」(27)というタイトルの記事でその実践を紹介した。

1998年開設の認知症ユニットは46床で、認定看護助手（CNA＝日本の介護職にあたる）が1対8、看護職が1対22の職員配置。ケア方針の柱は徹底した個別ケアだ。個別プランは、「私は」と本人視点の一人称で書く。何時に寝ようと何時に起きようと、入浴や食事の時間を含めまったく自由。そのため、活動プログラムも全職員による24時間態勢となっている。集団活動は行わず、あくまでも個別プログラムに沿った1対1対応。時刻とはかかわりなく、感覚を刺激する活動と感覚を鎮める活動とのバランスをとって、その人のリズムに合わせる。

食堂は、個々の入所者の栄養管理情報を備え、いつでも個別対応が可能な24時間営業のレストランだ。寝酒もOKだし、夜中の2時に食べたいものを食べたっていい。医師お墨付きの減塩・低脂肪食こそが、実は食欲減退の犯人だったりもするのだ。みんなで一斉に食べる環境では気が散るために、後で空腹から不穏《ふおん》になる人もある。食べたいものがベーコンやチョコだってかまわない。楽しい・うれしい気持ちになることが問題行動の軽減につながる。認知症ケア・プログラム担当者のエプロンのポケットには誰もが好きなチョコが常に入っている。入所者それぞれの好物も頭に入っている。不穏になりそうなとき、まずは好物をちょっと口に入れてあげる。その風味に、ふっと表情が和らぐ。考えてみれば、それは確かに私たち誰もが知っている、日常のささやかな安らぎだ。

これまで主観的だとか偶発的な結果にすぎないと軽視されてきた介護アプローチの有効性が、研究され、科学的に検証されようとしている。ビーティテューズの認知症ユニット（4階）のエレベーターの前には、真黒な四角いマットが敷いてある。認知症が進んだ高齢者の目には穴に見えるようだ。マットの端に沿って歩く人はいても、ふみ越えてエレベーターに乗る人はいない。逆に、乗ってもらいたいときには白いタオルでマットを隠す。エレベーターのドアが開くときは、スタッフがさりげなく正面に立ち、思い切り大きな笑顔で「こんにちは」と声をかける。目の前の人にニコニコ顔で挨拶されると、人の注意はつい笑顔に向かうものらしい。ドイツではいくつかの施設が、建物正面に本物そっくりなバス停を作って徘徊防止に成功している。長期記憶の残っている高齢者は、施設を出たところに昔から見慣れた緑と黄色のバス停を見つけると、そこでバスを待ち始めるそうだ。頃合いを見てスタッフが「バスが来るまで時間があるから、お茶でも飲んで待ちませんか」と中に誘う。

認知症の人の痛みに気付くためのワークショップをウェブで提供しているのは、カナダ、アルベルタ大学作業療法学科の准教授、キャリー・ブラウンだ[28]。ワークショップのページでは、池の水面に散り敷かれた落ち葉の写真があちこちでシンボルとして使われている。「水面下で起きていることが落ち葉で覆い隠されているように、認知症の人が経験している痛みの深さを知ることも難しい」とブラウンは言う。

たとえば、認知症の人が熱いコーヒーで口の中を火傷したとする。言葉でそれを伝えられなければ周囲の人には分からないし、本人が痛みの原因がコーヒーだったことを忘れてしまうこともある。ものを食べようとしなくなるが、理由が理解されないので、周囲は食べさせようとし、本人はそれに抵抗する。状況によって、その拒絶が攻撃的な行動や閉じこもりにつながると、それは脈絡のない問題行動と見えてしまう。ケアに当たる側が痛みへの意識をもっていないために痛みが見過ごされることの影響は、決して小さくないのだ。

プレゼンの項目は、①「痛みはない」との神話について。なぜ認知症の人の痛みは理解されないのか？　②認知症の人に痛みがある理由、③痛みを見つけるヒント、④痛みを見つけるためのツール、⑤痛みへの対応、となっている。③では認知症の人が一般的に見せる痛み行動について、顔の表情、言葉や音声、身体の動き、行動や感情の変化などを詳細に解説し、それらを項目ごとに点数化するアセスメントシートを紹介している。

このワークショップは家族介護者に向けたものと謳われているが、先に述べた私たち親子やマーク・キャノンと家族の体験からも、家族介護者だけでなく、また認知症の領域にかぎらず、広く医療と福祉の専門職にこそ、こうした研究を知ってもらいたいと思う。そして、医療によって「治す」方策の研究だけでなく、医療と介護やその他の社会的な支援との広い連携によって「支える」方策にも、もっと研究を広げてほしい、と思う。

「どうせていねいなケアを受けられないなら、いっそ一思いに死なせてほしい」と言う人たちが怯える最も大きな悪夢は、痛みや不快に対して十分なケアをしてもらえないことではないだろうか。私もそうだけれど、多くの人は死ぬことそのものよりも、病んでから死ぬまでを生きる過程で苦しむことの方がよほど怖いのではないかと思う。ところが昨今、終末期医療そのものを包括的に「無益な過剰医療」であるかのように言いなす尊厳死議論やメディアの偏った報道によって、その悪夢は「死の苦しみへの恐怖」から、「終末期医療への恐怖」へと置き換えられてしまっているようにすら見える。それならば、こうした研究がもっと広がること、医師や看護師にこうした意識やノウハウが広がっていくことは、終末期医療に怯える人びとの不安の軽減にもつながらないだろうか。米国のビューティーズ・キャンパスの実践でも、カナダのブラウンのワークショップでも、最も重視されているのは、なによりも、その人本人にしっかり関心を向け理解しよう、今その人が生きている生を十分に支えよう、という姿勢だ。

●こういう約束をしてくれる医療を受けたい

欧米の小児緩和ケアを手本に、チーム医療によるトータルケアの実践を日本に根付かせていこうとしている小児科医の細谷亮太は、病気の子どもに話をするときの三大原則を「うそをつかない、分かりやすく、あとのことも考えて」とし、いよいよ終末期に近づいてもその原則を守るという。そんな細谷がある終末期の少女に語った言葉は、「Sちゃんの頑張りには頭が下がるし、いままでかかわったすべての先生たちもベストを尽くした。でもはじめの頃に話した最後まで痛くなく苦しくなくするという約束だけは絶対に守るからね。怖いことのないように頑張るから、よろしくね[29]」。私はこの言葉を読んだときに、最後の数行が思いがけない温かさで胸に沁《し》みてくるのを感じ、じんと涙が込み上げてきた。それは、私自身が終末期を迎えるときに自分の主治医から聞きたいと、無意識のうちに切望していた言葉そのものだった。

子どもだけではないのだ、と思う。「過剰な医療をされるくらいなら尊厳死や平穏死を」と言う人たちの本当の願いも、やはり「この言葉を聞きたい」のではないだろうか。本当の願いとは、「こういう約束をしてくれる医療を受けたい」であり、「どんな状態になっても最後まで痛くなく苦しくなく怖くない、ていねいで過不足のない医療を受けたい」、また「人として尊重され理解されて、細やかな介護を受けたい」ではないのか。もしも自分の主治医が細谷医師と同じ覚悟を示し、同じ約束をしてくれて、過不足のない医療とていねいで適切な介護を受けられるなら、そこから先の願いはきっと「もう医療はいらない」でも「さっさと死なせてほしい」でもなくなるんじゃなかろうか。もしも「どんな状態になっても、最後まで痛くなく苦しくなく怖くなくする」、「たとえ訴える言葉を失っても、あなたの声なき声を聞こうと耳を傾け続ける」、「あなたに背を向けて無関心へと立ち去ることは絶対にしない」と約束してもらえるなら、その人たちは「生きられるだけ生きてみようか」と思えるのではないだろうか。

おそらく「平穏死」がめざし、説いている医療も、そういう約束ができる医療、一人ひとりの患者に最後まで背を向けない医療なのだと思う。それならば「今の病院の医療のあり方はおかしい」と指摘し批判した後に、患者に向かって「だから医療を信頼せず、自ら医療を拒んで死ぬことを選べ」と説くのではなく、医療の方に向かって「終末期医療に怯えている患者たちから医療への信頼を取り戻そう」と呼びかけてもらえないだろうか。本来議論されるべき問題は、「いかにして終末期医療を受けないで死ぬか（死なせるか）」ではなく、「いかにすれば個々の患者の個別性に応じて、終末期を苦しくないものにできるか」のていねいな検証のはずだ。

娘が腸ねん転で重症心身障害児施設（当時）から総合病院の外科病棟に転院したときの体験で、何よりも娘の最善の利益を損なったと私が感じるのは、患者を送った施設側と受け入れた総合病院の側との連携の難しさであり、両者のあいだの垣根の高さだった。総合病院の中でも外科と小児科のあいだに垣根があった。その垣根は、一人の患者をめぐる、ありとあらゆる問題を医療機関間と診療科間の上下関係や、各機関、各診療科、それぞれの医師のメンツとプライドの問題にしてしまう。そこでは「患者本人のために何が良いかを正しく見つけ出そう」という姿勢での問題解決や連携は、とても困難なことのように見えた。

「平穏死」を説く医師らが指摘する、高度に専門分化された病院医療の数々の問題点も、その多くはこうした医療の文化風土に根付いた構造的な問題に由来している。各種ヒエラルキー（ピラミッド型の支配構造）やそこから生じる垣根の存在が、専門領域それぞれのあいだを埋めたりつないだり、全人的な医療へと統合することを難しくしてきたのならば、病院医療への批判に立って

「平穏死」を説く医師にこそ、そうした垣根の解消に取り組もう、と医療の中から声をあげてほしい。「暗黙のパーソン論」で患者を選別しない医療、どんな状態の患者からも無関心へと立ち去らない医療にしよう、そのために医療はどう変わるべきかを考えよう、と呼びかけてほしい。

どんな患者も安心して十分な医療を受けることができるために、老年科医や在宅医には、若い患者を基準にした医療がスタンダードとなっている病院のスタッフに向けて、高齢者特有の注意点をていねいに伝える取り組みを始めてもらえないだろうか。そして、生活の中で医療を考えるという視点を、病院の医療の文化風土の中に根づかせてほしい。認知症の専門医には、認知症の患者さんが身体の病気で治療を受けるときには医療サイドにどのような配慮が求められるのかを、身体を診る診療科のスタッフに向けて、ていねいに説明してほしい。精神科医にも、重症重複障害児者、知的障害児者を専門に診ている医師にも、発達障害の専門医にも、同じことをお願いしたい。そして病院の医師には、それら弱い者の側に寄りそう医師らの声に耳を傾け、そこから学んでほしい。

メンキャップはその後、医療機関や医療職に知的障害についての理解を深めてもらうための憲章を作り、その中でたとえば、病院に一人ずつ「知的障害リエゾン（橋渡し）看護師」を置くことなどを提言している。専門分化した医療現場にどうしても越えがたく張りめぐらされてしまう垣根を越え、本当の意味で患者の最善の利益が守られる医療へと改善するための具体的な試みは、他にも多くの国で多くの人がさまざまに考えていることだろう。

●本当の「自己決定」ができるための力

この問題を考えるとき、私の思考はいつも、生命倫理学と障害学や障害者運動とのあいだにある溝を埋めるためには、対話を続け、互いから学びながら信頼関係を築くことが重要だと説くアリシア・ウーレットの主張に立ち返ってゆく。ここで言われている「生命倫理学」を「医療」に、「障害学や障害者運動」を「患者や家族」に置きかえても、同じことが言えるだろう。その対話に際しては、強い立場にある医療の側により多くの努力が求められるともウーレットは主張している。日本でも、医師だけでなく、医療と福祉や支援のあらゆる立場の関係者と当事者が、それぞれに声をあげ、対話を始め、共に考えるべきことがあるのではないだろうか。

患者や家族もまた、「どうせ」とあきらめる前に、それぞれが医療でどのような体験をしてきたのか、そのどこでどのように傷ついたのか、医療のどこをどのように変えてほしいのか、私たちの本当の願いをていねいに語ることで、医療を変えていくプロセスに共に参加することができる。そうした努力を通じて、医療と福祉や支援のあらゆる立場の関係者すべてが尊重され、対等に議論に参加できる、本当の意味でのチーム医療や包括ケアを実現できないだろうか。そのチームにはもちろん患者本人や家族をふくめてほしい。

私たち障害のある子どもをもつ親は、子どもの障害を知って戸惑い混乱した当初から、長く医療と付き合ってきた。そして大半の親がいつしか、子どもの医療について、それなりの知識と判断力とを身につけてきた。大小さまざまな命の危機を含む長い医療との付き合いの中で、私たちはたくさんの経験を積み重ねながら、そのつど、専門職からていねいな説明を受け、障害のある子どもの親として育ててもらってきた。障害のある子どもの場合は、親が生活場面での療育の担い手となることから、おのずと大きな意味での療育チームの中にふくめられやすいのだろうと思う。おかげで私たちは無理なく知識を学び、一定の判断能力を身につけさせてもらった。

子育てと同じく、自立し始めた相手は思うようにはならない。ある程度まで育てられて、自分でものを考え、ものを言い始めた親は、専門職にとっては扱いにくい相手だったことだろう。知らしめず依らしめておいた方が扱いはよほど楽だったにちがいない。それでも常にきちんと説明し、こちらの言うことにていねいに耳を傾け、共に悩み考えてくれる医師と出会えたことに、私は心から感謝している。娘の幼児期にこれ以上は生きていけないと思いつめたとき、私たち親子に手を差し伸べ救ってくれたのは、それまでの年月のあいだに強い信頼関係ができた主治医だった。私の中には、娘の腸ねん転の際の体験をはじめ医療から受けてきた多くの傷があるし、医療のあり方やその文化風土に疑問を感じてもいるけれど、これまで出会ってきた医療をはじめとする専門職の多くには深い感謝も信頼もある。それならば、療育チームにおける障害のある子どもの親の位置づけは、医療全般における患者と家族の位置づけのひとつのモデルにならないだろうか。

終末期の医療だけが、その他の医療やそれ以前の医療と断絶した特別なものとして出現するわけではなく、そこは必ず地続きなのだから、終末期に至って初めてチームに招き入れられ、そこでいきなり意思決定や選択を求められても、即応できる患者や家族は少ないだろう。そもそも終末期にだけ、患者や家族の自己決定がことさらに尊重されるというのもおかしな話だ。終末期に患者や家族が本当に尊重されて、本当に自己決定と呼べる選択ができるには、それまでの医療で患者や家族がチームの一員にふくめられ、十分な説明を受けて共に悩み考え、その中で自己決定を尊重される体験を積み重ねている必要がある。大きな決断を自己決定するために必要な力は、そんなふうに小さな決断と選択をくり返し試行錯誤する中から養われていくのだと思う。そうして医療サービスの主体的な利用者として育てられた患者や家族は、専門職にとっては扱いづらい存在になるだろう。けれど、少なくとも、病気にもならないうちから「自分の死に方くらい自分で決めておけ」と漠然と煽《あお》られるよりも、そちらの方が、いざというときの患者や家族にとってはよほど現実的な助けになるはずだ。

現実には、同じひとつの医療行為が、固有の人の固有の病気と今現在の病状をめぐるさまざまな状況や条件によって「必要な治療」にも「やってみる価値のある治療」にも「過剰な治療」にもなれば、「価値のある延命」にも「いたずらな延命」にもなる。そこを明確に区別することは、医師にとっても悩ましく微妙な問題だと言われている。いつから終末期か、ということからして医師にも分からないのだから。それならば、患者にとっての現実問題として、目の前の固有の病気と、固有の病状と、示される予後や治療の選択肢の内容や意味をある程度正しく理解できるだけの知識と体験があり、それにもとづいて考え判断できる力がある程度まで身についていなければ、自分の本当の願いに即した「自分らしい死に方」など考えようのないことだろう。特にこれから高齢期に入っていく団塊の世代の患者たちは、そこをきちんと自分で理解し、納得したいと考える人が多いのではないだろうか。

●弱者の権利を守るための仕組み

もうひとつ、私がNDRNの報告書を読んで印象に残ったのは、障害者の保護と権利擁護（P&A）システムの存在だった。「無益な治療」論により障害児者の命が脅かされた事例が多数紹介されているが、その多くはP&Aシステムの介入によって中止や差し控えの決定が覆され、治療につなげることのできた事例だった。その中には、家族がいなくても関係者の通報でP&Aが介入して治療につなげたケースもある。P&Aが家族に法的アドバイスを行い、それを受けた家族が医療職と交渉して治療につながったケースもある。もちろんP&Aシステムが把握できたケースは氷山の一角にすぎないし、外部からの介入など得られず不幸な転帰をたどる人が多いだろうことは容易に想像できるけれど、それでもなお、このように資金も調査権も介入権も与えられて障害者の保護と権利擁護に当たる独立機関が、連邦法を根拠として米国各州に存在し、現にその活動によって一度は脅かされた命が救われているという事実には、救いを見る思いがする。米国の医療が障害者の人権を脅かし始めている現状を憂えて報告書を世に問うたNDRNの仕事もそうだし、英国のメンキャップの長年にわたる粘り強いキャンペーンもそうだ。メンキャップの訴えを受けて詳細な調査を行い、賠償と謝罪を命じるだけでなく、関連機関それぞれに対して改善の提言を行った英国の医療オンブズマンの仕事も然《しか》り。医療オンブズマンに与えられた権限も然り。

翻《ひるがえ》って日本には、そうした障害者の保護や権利擁護を保障する社会的な仕組みがどれほど整備されているだろう。障害者だけに限らない。高齢者や病気の人、子どもたち、貧しい人、身寄りのない人、女性、とりわけシングル・マザー、移民、路上生活者、その他のマイノリティ、総じて社会的弱者と呼ばれる人たちの保護と権利擁護を担って、行政から独立して活動・機能し、行政に対しても影響力を持った提言ができるだけの権限を法的根拠によって与えられた機関が、私たちの国にあるだろうか。それらは、どんどん酷薄《こくはく》な人命軽視の利益至上主義を露骨にしていくグローバルなネオリベ（新自由主義）経済の利権構造によって、世界各国で犠牲に供されている人びとだ。日本でも原発事故処理の周辺で、あるいは非正規雇用の広がりの中で、生活保護をはじめ各種福祉施策の縮減を受けて、すでに犠牲に供されている人たち、これから供されようとしている人たちがいる。それらは「死の自己決定権」議論や「無益な治療」論によって脅かされることが懸念されている人びとでもある。

医療や医療倫理で考えてみても、日本ではインフォームド・コンセントすら法制化されていない[30]。さらに成年後見人制度ができたとはいえ、意思決定能力が十分でない人の医療については、いったい誰に決定権があるのか、議論も深まらず、法的にもあいまいなままだ。この点について、認知症の人と家族の会顧問で老年科医の三宅貴夫は、月刊誌『介護保険情報』２００９年９月号の連載「認知症の人と家族を考える」で、認知症のある人本人の同意を得る方法論や同意が得られない場合の対応は未解決の課題だとして、以下のように書いている。

「こうした課題が未解決のまま、医療や介護のサービスが提供されたり、されなかったりしています。実態としては、本人に代わり家族との同意や契約で行われています。

しかし、本人に代わる家族の同意が法的に有効とされる根拠があるわけではありません（50ページ）

そして、状況によっては家族の同意が必ずしも本人の利益を代弁するとは限らないことを指摘する。この点は、本書で見てきた多くの事例からも明らかだろう。また、家族がいない場合には、成年後見人には介入が認められていないため、「ケアマネージャーなど本人をもっとも代弁すると考えられる人の意思をもって、医療や介護の利用の根拠としています。しかし、この方法は適切であるかもしれませんが、法的な裏付けをもたずもろいものと思われます（50ページ）」。さらに、認知症の人の終末期については、「誰が終末期と判定し、認知症の人本人の意思が確認できなくなったときに誰が代わって終末期の医療を決めるのか、という課題があります。…（中略）…この場合、『終末期もどき』とも呼ばれる『作られた終末期』ではないか、注意しなければなりません。さらに認知症の人の終末期は、『どうせ認知症だから』と偏見と差別から医療を放棄することがあるかもしれません（51ページ）」と書いている。

日本の議論の中で「尊厳死は人権問題だ」と声高に主張する人たちがいる。人権意識の進んだ国々を見ろ、人権を尊重するからこそ安楽死が合法化されているのだ、日本の人権意識は世界水準から遅れているのだ、とそれらの人たちは言う。人権意識がそれほど高いはずのその人たちは、なぜ「権利擁護システムの世界水準に日本は追いつくべきだ」とは言わないのだろう。基本的な医療すら受けられないで人権を侵害されている人たちの痛みや悲しみには、なぜ興味が薄いのだろう。自分で意思決定できにくい人や、病気のために意思表示ができにくくなった人たち本人の意思を探りだすためにはどうしたらよいのか、また、誰がどのように、どのような基準にもとづいて医療をめぐる代理決定をして本人の利益を守るべきか、考え議論しなければならないとは、なぜ言わないのだろう。

尊厳死を法制化するべきかどうかや、「いかに死ぬか」「いかに死なせるか」を議論するよりもはるかに手前のところに、私たちがまだまだ知らなければならないこと、ていねいに考えなければならないこと、議論しなければならないこと、改善し整えなければならないことがたくさんあるのではないだろうか。

3 社会で支えるという視点を失わないために

●介護者支援

インターネットで英語ニュースを読むようになってから、それまでは存在すら知らなかった言葉や概念と初めて出会い、ちょっと大げさに言えばそれまでに持っていた世界観が大きく揺るがされる——。そんなことをここ数年、何度か体験してきた。「介護者支援」との出会いも、そのひとつだった。

介護者支援の最先端をゆく英国では、「介護者の承認とサービスにかんする1995年法」以降、いくつもの法律や全国戦略により、介護者アセスメントを受けられる権利がケアラーに保障されている。ケアラーからの請求があれば、介護を必要とする人とはかかわりなく、介護を担うケアラーその人自身のニーズのアセスメント（評価）を行うことが地方自治体に義務付けられているのである。「ケアラー」には高齢者を介護している人だけでなく、障害のある子どもを育てている親や、依存症やひきこもりの人の家族など、幅広くさまざまな人のケアを無償で担っている人たちが含まれるのが特徴的だ。

アセスメントの内容も、介護者役割を担うための支援にとどまらず、仕事や勉学を続け社会参加をしながらケアラーが自分自身の生活と人生を送ることを支援するもの。ケアラー自身の基本的な権利擁護の視点が、そこには盛り込まれている。2000年からはアセスメントとサービス拡充を保障するための財源も政府の予算に計上されるようになった。1999年の全国介護者戦略が2008年に改訂された際には、短期レスパイト（介護者の休息のため、一時的にケアを代行するサービス）、就労支援、健康チェックなど介護者への直接支援のほかにも、ヤング・ケアラー支援、GP（一般医）への研修や介護者支援専門職の養成も対象に、2億5500万ポンドの予算が組まれた。ケアラーへの支援の多くには医療と福祉領域でのコスト削減につながる可能性があるとのエビデンス（科学的根拠）もある。[31]

英語圏の介護者支援の世界で長く語り継がれているのが「介護者の権利章典」である。たとえば「私には自分を大切にする権利があります。自分をいたわり大切にすることは身勝手とはちがいます。自分を大切にしなければ、家族をケアする元気も出ません」「外に助けを求める権利があります。身内からは反対されるかもしれないけれど、誰にだって耐えられること、頑張れることには限界があります」「腹を立てたり、落ち込んだりする権利があります」など、9つの宣言ともいうべき文章が並んでいる。自分が介護している相手のことを常に最優先にし、自分のことを後回しにしがちなケアラーに、こうした憲章を通じて、一人の人として自分にも尊重されるべきニーズと権利があることに気づき、意識してもらおうとの願いが込められている。同時に、ケアラーも当たり前に守られるべき権利をもつ一人の人間であることを社会に対して訴えようとするものだ。

英語圏の介護者支援と出会い、この権利章典を知ったとき、介護者の一人として、日本にもこうしたメッセージを必要としている介護者がたくさんいる、と思った。ケアラーは介護のために仕事を辞めたり、自分の生活や人生の何かをあきらめ犠牲にせざるを得ない中で、日々の介護を担い、その生活が長くなれば精神的にも肉体的にも追いつめられていく。そこへ社会がさらにその頑張りに「美しい家族愛」の物語を描いて称賛し、「愛さえあれば、どんな過酷な介護だって笑顔で担い続けられるはず」という規範を押し付ける。ケアラーはその規範を無意識のうちに内面化してしまい、介護が苦しくなればなるほど、むしろそんな自分を責めてはさらに頑張らなければならないところへと自分を追いつめ、閉塞していく。その先に待っているのは虐待や介護殺人だ。

冷たく愛情がない特別な人だから虐待するのではない。どんなに深い愛情があっても、どんなに壮絶な努力をしても、生身の人間にできること耐えられることには限界がある。自分自身がボロボロになりながら、愛情や思いと努力だけで温かく優しい介護が何年も続けられるほど強い人間は、どこにもいない。疲れ果てて助けを必要としているのに助けを求められないまま、ケアラーの多くは十分なことをしてあげられない自分、優しくできない自分を責め苛《さいな》んでいる。そんなふうにケアラーが一人の人として身も心も擦《す》り切れていけば、どんな愛情深く優しいケアラーにも虐待に走る可能性がある。それを防ぐためには、日本でもこうした情報が紹介されて、介護者支援が制度化されていくことが必要なのではないか——。そう思った。

その後、2010年6月に「ケアラー（家族など無償の介護者）連盟」（その後、社団法人となり「日本ケアラー連盟」と名称変更）が発足するなど、日本でも研究者や市民団体から介護者支援の必要を訴える声があがってきている。日本ケアラー連盟が発足後ただちに行ったケアラー実態調査研究では、5世帯に1世帯の割合でケアラーが存在していること、その3分の2が女性、残り3分の1が男性であること、13人に1人は育児と介護の両方をしていることなど、詳細な実態が明らかになった。同連盟は日本における総合的・包括的な介護者支援体制モデル構築に向け、さまざまな調査研究を行いながら、介護者支援推進法の実現に向けて積極的に活動している。(32)

●「死の自己選択」は痛苦の責を患者に負わせ、社会を免責する

前述のエゼキエル・エマニュエルは1997年の論考で、いったん自殺幇助が合法化されれば医師もアメリカ国民も「慣れる」と指摘したほかに、次のようにも書いている。

「医師による自殺幇助（PAS）と安楽死の包括的合法化には、痛苦の責任が当の患者にあるように見えてしまうという逆説的な効果がある。それらが合法化されることによって、概して病気によって引き起こされる痛みや苦しみの犠牲者とみなされている患者が、注射を受けたり薬を飲むことに同意すれば自分でその苦しみを終わらせる力を持っているように見えてしまうのだ。注射や薬を拒むなら、逆に痛みながら生きることは患者の選択であり、患者の責任ということにな

る。責を患者に負わせると、本当はさらなるケアが必要な場合にも医療者・介護者にはそれを提供するモチベーションが低下するし、ケアが不十分であっても罪悪感は軽減される。ホスピスで働く人たちのほとんどが医師による自殺幇助と安楽死にこれほど強く反対しているのは、恐らくは、こうした患者への責任転嫁が容易に、深く考えることなく起こるためだろう」。

エマニュエルが指摘していることは、患者本人にだけでなく介護者にも言えるだろう。第1章でみたように、介護者による自殺幇助や慈悲殺がいつのまにか免罪されていくならば、どうにも介護に行きづまり、自分でめんどうを見られなくなったときには要介護状態の人を〝どうにかする〟責任は家族介護者に背負わされていくことになる。それとともに、社会が介護サービスや介護者支援制度を整備する責を免れていくだろうことは容易に想像できる。

自己選択・自己決定という名のもとでの当事者の自己責任への転嫁と、それに伴う専門家や専門機関をはじめ社会の側への免責という現象は、グローバル市場経済の利権構造が科学とテクノロジーによる〝コントロール幻想〟に群がっていく世界で、実は少しずつ広がり始めているのではないだろうか。グローバリゼーションの国際競争の中で、それ以外には農業を続けていけない状況に追い込まれての選択であったとしても、米国製の遺伝子組み換え種子やそれらに対応する農薬を買うことは、インドの農夫の「自己決定」なのだろう。資源も産業もなく貧しい国の貧しい女性が、それ以外に我が子を育てながら生きていくことができなくなって代理母という道を選ぶことも「自己選択」なら、腎臓や眼を売る以外に生きていく道がない人の行為だって「自己決定」なのだろう。新型出生前遺伝子診断にも、普及していけば、障害のある子どもと分かって産むことは「自己責任」による「自己選択」となり、社会から支援の整備を免責していく可能性がある。

アーサー・カプランは何年か前にアイルランドに旅行した際、雑踏の中にダウン症と分かる人が多いことにショックを受けたという。それほどに米国ではダウン症の人を見かけなくなっていることに改めて気付かされたのだ。こうして米国でダウン症の子どもが減るにつれて、行政によるダウン症プログラムも学校や在宅生活への支援サービスも減って、支援しようとする政治的気運も薄れていくのではないか、と彼は懸念している。

そして、今後さらに遺伝子診断で分かる病気の数が増えていけば、そうした病気や障害に対する支援を社会がこれまでどおりに行うだろうか、遺伝子診断を受けることを選択しなかった親が、無責任だと道徳性を疑われたり非難を受けるようなことは起こらないだろうか、と問いかけている。カプランはこの論考に『障害者がいなくなった世界はベターな場所ではないかもしれない』というタイトルを付けた(33)。

●「どのような社会であろうとするのか」という問題

私たちは23歳の元ラグビー選手のダニエル・ジェームズが全身まひになってディグニタスで自殺したり、ベルギーの聴覚障害者の双子がさらに目も見えなくなると知って絶望から安楽死したニュースに大きな衝撃を受ける。その衝撃の中で多くの人が「もしも自分だったら……」と、彼らの身になって考えてみようとする。2人で支え合って生きてきた聴覚障害者の兄弟が、これまでもそれなりに苦労の多い人生だったろうに、このうえ視力まで奪われるとなれば、それは2人にとってコミュニケーションの手段を奪われることを意味したであろう。それはどんなにやりきれない運命だったことだろう。死にたいと望むのも無理はない。自分だって同じ境遇に置かれたら生きていく希望をなくすだろう——。そう考える人も少なくないだろう。私自身も、このニュースを知ったときに、そう考えた一人だ。しかし、だからといって、そこから直線的に「本人が死にたいと言うなら死なせてやればいい」「だから安楽死は合法化すべきだ」と結論を急いでよいとは思わない。そこには、もう少し慎重に整理して考えなければならないことがある。

ベルギーの聴覚障害者の双子が安楽死したというニュースと直面し、その衝撃の中で安楽死や自殺幇助の問題を考えるとき、私たちは安楽死を選択したこの2人の決断の問題と、その決断に医師が毒物の注射で応じることが認められていることの問題とを、きちんと区別しておかなければならない。私たちが目を向けるべきは、傍からは計り知れない苦しみや絶望の中で「死にたい」と望む、個々の人の気持ちや決断の是非ではなく、そういう苦しみや絶望の中にある人に対して、どのように受け止め向かい合う社会であろうとするのか、という問題の方だろう。

ダニエル・ジェームズや聴覚障害者の兄弟のような人びとに、「死にたいというなら死なせてあげよう」と自殺幇助や安楽死で応じ、慢性疲労症候群で寝たきりの娘を14年間介護したケイ・

ギルダーデールのような介護者に対して「これ以上どうにもできないというなら、死なせても殺しても大目に見てあげよう」と目をつぶる社会になろうとするのか。それとも、「苦しければ助けを求めてほしい」と呼びかけ、支援する力を蓄えた社会であり続けようとするのか。それはエマニュエルがいうように、痛苦の責を患者や介護者に転嫁し、当事者を「自己責任」の中に放棄する社会になろうとするのか、それとも、それが深く考えられずに容易に起こることであるからこそ、その危うさを自覚し自戒する社会であろうとするのか、という選択なのではないだろうか。

言い換えれば、私たちがそれぞれ自分の終末期に「余計なことはせず、さっさと死なせて」ともらえるかどうかというところにとどまらず、その先、私たちが死んだ後に私たちの子どもや孫たちが生きていく人の世がどんな場所であってほしいか、という問題でもあるだろう。

4　いのちへの畏怖と祈り

ピーター・シンガーをはじめとする功利主義の学者やトランスヒューマニストの主張に触れるとき、いつも強烈な違和感を覚える点がある。そこでは人がバラバラに存在する個体、しかもそれぞれが単なる機能や能力の総和としての個体でしかないかのように捉えられていると思えることだ。科学とテクノロジーの操作で能力を高くすることができれば、その個体それぞれが、それぞれバラバラのところで、その分だけハッピーになる——。そういう人間観を前提に議論が進められているような気がして、それはちがうのではないか、人はもっと関係性の中に生きている存在ではないのか、といつも思う。

シンガーには、たいへん興味深いエピソードがある。自身の母親が認知症を患って死んだとき、シンガーは治療を差し控える選択をせず相当な医療費を負担して医療を継続した。まだ母親が存命中の1999年、メディアの取材で彼は「この体験によって、認知・知的障害を抱える人の問題というのが、実際いかに難しい問題なのかということが私にも分かったと思う。それは恐らく私が前に思っていたよりも、ずっと難しい問題だ。なぜなら、自分の母親となると話がちがうから」と語っている。ところがその翌年、別のインタビューでは、「その意思決定にかかわったのが自分だけだったら、母は今は生きていなかっただろうけれど、姉（妹？）がいるから」と答えているのだ。[34] 認知症の母親の医療を継続したことが日頃の彼の主張と相容れないことに加えて、その選択をめぐる説明の矛盾についても、さまざまに取り沙汰されてきた。

私は、母親の医療をめぐるシンガーの発言は矛盾するままに、その両方がどちらも真実だったのだろうと思う。そして、それこそが、人がバラバラに存在する個体ではなく、人との複雑な関係性の中に絡めとられながら「あなたにとっての私」、「私にとってのあなた」という「かけがえのなさ」を生きる存在だという証左なのだと思う。自分の母親が認知症になったとき、ピーター・シンガーにとっても、そこにいるのは「認知症患者」でも「イヌやネコほどの知性もない人」でも「終末期のような人」でもなく、「かけがえのない私の母親」だったのである。

また、終末期の人をめぐる意思決定にかかわるのが自分一人だけというケースももちろんあるだろうけれど、大半の場合にはかかわる家族も関係者も複数いるものだろう。人がひとり、生まれたときからさまざまな人とかかわりながら生きて死ぬまでの年月には、外からはうかがい知ることのできない複雑な事情やいきさつやしがらみの数々が、魑魅魍魎《ちみもうりょう》のようにまとわりついている。人が「関係性の中にある」というのはそういうことだ。

そんな、一筋縄ではいかない厄介なものをあれこれと絡みつかせた「わたし」と「あなた」、そして「わたしたち」という関係が、人がひとり生きてきた道筋には解きほどくことなど不可能なほどに錯綜している。母親の終末期の医療をめぐっても、そこには私自身の「私にとっての母」だけでなく、兄弟それぞれにとっての「私にとっての母」が存在しているし、意思決定をめぐってはおのずと、私と兄弟それぞれ相互の「私にとってのあなた」の関係が問題となってくる。そこへさらに母と自分たち兄弟がそれぞれに絡みつかせている人びととの、複雑な事情やいきさつや思惑や、その他さまざまに割り切れないものが連なっている。人はそんなふうに生きている。だからこそ、誰にとっても人生の大きな選択や意思決定は、常に割り切れないものに取り囲まれているのではないだろうか。

たぶん、「かけがえのないもの」とは「すっきりと割り切ることのできないもの」のことなのだ。そして、そこにこそ、無理矢理に合理で割り切ってはならない大切なものがあるのではないだろうか。かけがえのないものがそこにあるから、私たちは生きるということに逃れがたく付きまとう不確実性や割り切れなさを、かろうじて引き受けて生きていくことができているのかもしれない。

科学とテクノロジーさえ発達すれば、人の身体も命もいかようにも操作・コントロールが可能になるという幻想が席巻していく世界は、便宜と効率と合理で、割り切れないもの、不確かなものを次々に排除していこうとしているように見える。〝コントロール幻想〟が広がることの反作用として、「不確かなもの」「コントロールできないもの」への恐怖心が増強され、それらへの許容度が低下していく。それが「どうせ治らないなら、いっそ」というように、一方の極端から一気にもう一方の極端に簡単に振れてしまうような短絡的なものの考え方を広げているのではないだろうか。

でも、どんなに科学とテクノロジーが発達したとしても、人が生きるということは、常にＡでもＢでもない両極のあいだのどこかを、不確かなことに囲まれたまま右往左往することでしかないんじゃないだろうか。かけがえのないものも、希望も、生きることの豊かさも、その右往左往の中にしか見いだせないものではないだろうか。一方には「いっそ、さっぱりと決着をつけてしまいたい」衝動を抱えながら、それでもあれもこれも悩ましいことばかりで、なかなかきっぱりと白黒つけてしまうことができない。きれいさっぱり見限ってしまえばスッキリするのに、なかなか割り切ることができないから、不確かなことへの不安を抱えたまま、誰かの傍《かたわ》らにとどまっている――。誰にとっても、愛する者とのあいだには、そんな悩ましさがつきまとっている。たぶん愛するということは、その悩ましさ、割り切れなさを生きるということなのだろう。

戦時や大災害などの異常な状況下でもないかぎり、人の遺骸を平然とまたぎ越えて行ける人は少ない。車にはねられたイヌやネコの遺骸が道端にあったとしても、私はそれを足でまたぎ越えることはできない。車で走っているときにもふみ越えることはもちろんできないし、やむを得ず車でまたぎ越えていくしかない状況でも、その上を通過するときに、本来は侵してはならないものを侵しているような、一瞬ヒヤッと身体がすくむ感じがある。手を合わせることまではしないけれど、ちょっと、しん、とした思いになる。そこで終わったひとつの命に対して頭を下げていく思いになる。

多くの人がディグニタスで自殺した人たちの遺骨が湖に投棄されていたという事実にショックを受け、心を痛めるのも、その行為が死者の尊厳を侵していることを理屈抜きに感じるからだろう。遺骨を粗末に扱われた特定の人の尊厳が侵されているのと同時に、その行為は「いのち」の尊厳をふみにじっていると感じるからだろう。

ひとつの死は大きな自然の中に無数にある死のひとつにすぎないし、一人の人間の生だって所詮《しょせん》は多くの生のひとつにすぎない。けれど、そのひとつひとつはみんな大きな自然の営みの中にあり、そのことを通じて、おおいなる「いのち」とつながっている。そんな「いのち」とつながって、そこに包み込まれつつ、私たちはそれぞれに固有の小さな命を、その小さなよろこびや悲しみや怒りや痛みとともに生きる。その抜き差しならない、思うようになることの少ない命を、その割り切れなさのままに右往左往して生きながら、私たちもまた自分の小さなひとつの命を通じて大いなる「いのち」を生きている。

ひとつひとつの命が大切なのは、その個々の命が他よりも優越しているからでも、他の命よりも社会にとって有用や有意義だったりするからでもなく、ひとつひとつの命がすべて私たち一人ひとりの存在をはるかに超えた大きな「いのち」とつながり、その中に包まれて、また同時にその「いのち」を自らのうちに包み込んで、そこにあるがゆえに大切なのだ、と思う。それが「尊厳」ということではないのだろうか。だからこそ、ひとつの命がすでにその身体を去っているとしても、私たちは亡きがらや遺骨の尊厳に対して首《こうべ》を垂れ、手を合わせるのだろう。ひとつひとつの命だけでなく、普遍的な大いなる「いのち」に対して畏怖《いふ》し、おのずと頭が下がるのだろう。

〝コントロール幻想〟の世界の救いのなさは、何もかもが合理で整合し割り切れすぎていることだと思う。何人もの患者の自殺に手を貸してきた英国のマイケル・アーウィン医師は、ディグニタスの所業について「人は死んだらそれまで。その遺骨がどうなろうと、私には興味はない」と言った(35)。そこには、人は死んだらモノにすぎないと割り切って、どうせ間もなく死ぬのなら「自分は何ひとつ失うことなく最大9人までの他者の命を救うことができる好機(36)」と臓器提供安楽死を提唱する生命倫理学者と同じ合理が見える。

〝コントロール幻想〟の合理の世界の救いのなさは、合理で割り切れないもの、かけがえのないものが失われていくことだと思う。そこでは人間の力を超えるものが存在しなくなり、人のはからいを超えた「大いなるもの」への畏《おそ》れが失われていく。一番恐ろしい「すべり坂」は、「死の自己決定権」が本来の対象者要件を越えて濫用《らんよう》されていくことだけではなく、人びとがそんなふうに「いのち」への畏怖や身体に対しての敬意の感覚を鈍麻させて、人としての心の感度を失っていくことにこそ、あるのではないだろうか。そうして誰かを傲然《ごうぜん》と指さし見くだす、「どうせ」の共鳴・共有が人びとのあいだに広がっていくならば、その先にあるのは、人が「いのち」に対して首《こうべ》を垂れることをしなくなった世界、祈りをなくした世界なんじゃないだろうか。それは、愛をなくした世界、結局は誰も幸せになれない世界ではないだろうか。

自分が手を貸した自殺者の遺骨を幇助者が湖に投棄するという行為に、「どうせ死んだら、ただのモノじゃないか」という合理で、誰も戦慄《せんりつ》しなくなる日を想像すると、そんな人の世は、私には恐ろしくてならない。

5　重症心身障害当事者の親として

　2007年のアシュリー事件の論争を機に、同年5月に立ち上げた私のブログには「A事件・重症障害児を語る方に」という書庫がある。その書庫には、ウチの娘の海《うみ》と、私たち親子の身近にいる重症重複障害のある人びとの日常を、ありのままに伝えたいと願って書いたエントリーを集めてある。アシュリー事件をめぐる議論では、重症重複障害児者の現実については何も知らないまま「どうせ何も分からない子（人）」と、頭の中で思いこんだステレオタイプだけで成長抑制療法を擁護・賛美した人や、中には植物状態や脳死と混同しているとしか思えない人までいた。

　アシュリーや海のような重症心身障害児者は数も少なく、外に出かけることも少ないために世間一般の目に触れる機会が限られている。また触れる機会があったとしても、ありのままの姿を理解するためには、第2章でくわしく書いたように、相当な時間をかけて日常的に直接その人をケアし、つき合う以外にはないところもある。「どうせ何も分かっていない子（人）」と誤解されてしまいがちな重症心身障害児者、たとえばウチの娘が、いったいどういう人として、そこに生きて在《あ》るのか、ただ「自己意識」とか「知能」とか「発達」という言葉ではとらえきれない彼らの姿を、私なりに伝えたい、と思った。

日本の「植物状態」の定義に照らし合わせると、ウチの娘は恐ろしいことに、すっかり当てはまってしまう。「植物状態のような人」について尊厳死や平穏死が云々されるとき、私は心がざわついてならない。だから、ここでまず、その「A事件・重症障害児を語る方に」という書庫から、現在の娘（ブログでは仮名をミュウとしている）との日常の一コマを描いたものを2つばかり、紹介したい。もしも興味を持ってくださる方には、拙ブログのその書庫で他のエントリーも読んでいただければうれしい。

ぱんぷきん・すうぷ

お隣りから美味しそうなカボチャをいただいたので、スープを作ることにした。子どもの頃には台所で一緒に切ったり混ぜたりコネたり、「お手伝い」が大好きだったのに、最近は誘ってもちっともノッてくれなくなった娘が、珍しく手伝ってやってもいいという。

鍋で煮たカボチャをミキサーに入れて、娘にスイッチを押してもらうことにする。これは幼児期からお気に入りの「お手伝い」のひとつなので、何度もやって分かってはいるはずなのだけど、娘は、突然大きな音がすると、全身が激しく緊張することがあるので、一応、「ぐぎゅーん、というからね」と予告しつつ、娘の手をとり、指をスイッチの上に導く。が、指先には一向に力が入る気配がない……。で、つい、言ってしまった。

「怖いことないよ。もう何度もやったじゃない」

すると、娘は目を一瞬ギラッとさせ、ひとつ大仰なため息をついてみせてから、指先に力を込めた。

「ふん。怖いわけ、ないじゃない」

まちがいなく、その瞬間、言葉を持たないウチの娘は、全身から発するオーラで、そう言った。そして、ミキサーの音に本当は一瞬ひるんだくせに、「なにさ、こんなの」的ながんばりで、手を引っ込めなかった。

ほぉ。なかなか、やるじゃん……。

そういえば、最近、こいつは、どうかした拍子に、こういう、わざとらしいタメ息をついてみせるようになったなぁ……。たとえば、「寒くない？」「ここ痛くない？」みたいなことを母親がつい小うるさく訊いてしまうような時とかに——。

で、軽い気持ちで言ってみた。

「ミュウ、あんた、お母さんに、私をもう子ども扱いしないで、と言いたいの？」

娘は「扱いしな」のところで顔を上げ、迫力のある目力をして、「ハ！」と、ものすごく、きっぱりと言った。

「……あは。そっかぁ。分かったよ、ミュウ。お母さん、なるべく気をつけるよ」

柄の長いサラダ用の木製スプーンで娘と一緒にミキサーからカボチャを鍋にかき出しながら、母としては胸の内で、ちょっとした感慨にふける。

そっかぁ。あんた、大きくなったんだねぇ……。おっと、いけない。こんな言い方をしたのでは、また叱られる。あんた、オトナになったんだねぇ……。なるほど、あのタメ息は、あんたなりに「うっせーばばあ」と言いたかったのかぁ……。そっかぁ……。

……と、その時、娘の背後から聞こえていたテレビの番組が変わり、明石家さんまの声が聞こえてくる。

――お？

ミュウが耳と目をそばだてる。

「お？　あの声は……」と、その目が言っている。次いで、

「あれは、さんま！」。喜んでしまった。次の瞬間、無責任にもスプーンを放り、

「あたし、テレビを見にいく。ねー、おかーさん、テレビ、テレビ」（目と顔全体と、全身で言う）

「……で、カボチャのスープはどーすんの？」

「さんまっ、さんまっ、テレビっ、テレビっ」（目と顔全体と、足と全身で言う）

「じゃぁ、スープはお母さんが一人で作るんですか」

「ハ」（これは声に出して言う）
なんじゃ、それは。
やむなく車椅子をテレビの前までお運び申し上げ、ひゃあひゃあ喜ぶ声を背に、母は台所に戻り、鍋のカボチャをかきまぜる。カボチャのオレンジ色と牛乳の白が混じり合うマーブル模様を眺めていると、下を向いたまま、顔が、ひとりでに、にまにましてくる。
ったく。な〜にが、「うっせーばばあ」なんだか……。

（2010年8月29日）

ポテト

やっと少し暖かくなったので、ミュウと散歩して近所のモスへ。
ハサミで微細に刻んだバーガーは親が食べさせるけど、
大好きなポテトだけは、いつも「持たせろ」と手を伸ばしてくる。
握らせると、苦労しながらも

一か所だけ噛み切ることができる左奥歯に持っていき、
なんとか自分で上手に食べる。

ときどき、その手が母親の顔の前にぬっとやってきて、
ポテトを口に突っ込もうとする。

なぜか食べさせてもらえるのは母親だけなので、

ありがたく、
クソ握りでつぶれたポテトをいただく。

そして、言葉を持たない娘は、
私の前に顔を近づけ、

目をきらきら見開いて、
顔全体で「おいっしーねっ、ねっ、おかーさん!」と言う。

弾んだ口調で言う。
「うん。おいしーね」と、私も目だけで応じて、
その瞬間の完全無欠な幸福に、涙ぐみそうになる。

（2012年3月4日）

いま現在こんな25歳になった私たちの娘は25年前、出生時のアクシデントで重度の仮死で生まれ、すぐに人工呼吸器を付けて1カ月余りICUの保育器に入った。生後3日目には胃穿孔《せんこう》（胃に穴があき、完全に腹腔につきぬける状態）になって手術を受け、その後も何度も肺炎や敗血症になりながら、なんとか生き延びて命と引き換えに重い障害を負った。今にもふっとかき消されてしまいそうな、かぼそい命の火を、息をひそめてじっと見守りながら、一瞬一瞬を祈りで塗りつぶして暮らす1カ月だった。病院からの電話で夜中に駆けつけたこともあったし、「予断を許しません」という言葉を聞いたことも一度や二度ではなかった。そんな中で、初めて呼吸器が外れた日の記憶が鮮やかだ。

連絡を受けて私たちがよろこび勇んで飛んでいくと、迎えてくれた医師の顔も輝いていた。そして「まだ試しにはずしてみただけなので、うまく行きますようにと保育器の上にお守りを置い

てあるんです」と言って、娘の保育器を振り返った。保育器の上ではミッキーマウスのぬいぐるみがうつぶせになり、娘を見守ってくれていた。

あのときのことを思い出すと、今でもちょっと笑ってしまう。保育器の上にへばりついているミッキーという図も可笑《おか》しかったし、あのミッキーは中にいる海からはどう見えたんだろう、と想像すると笑えてしまうし、何よりもあの日、科学者であるはずの医師が「うまく行くようにお守りを」と言うことのギャップが、よろこびに湧きたつ私たち夫婦には新鮮で愉快だった。そして、私たち親と祈りを共にしてくれる医師の、人としての謙虚と誠実が、心に沁みて温かく尊いものに感じられた。

呼吸器がはずれてしばらくした頃、医師から「将来、障害を負うことになるだろう」という話があった。慎重に言葉を選び、親の気持ちに配慮した誠実な説明だった。私の頭の中にはそれから長いあいだ「この子の人生はどうなるんだろう」、「私にちゃんと育てていけるのだろうか」と不安が渦巻いた。でも、どういう種類のどの程度の障害になるかということは誰にも分からないのだから、そこから先を考えてみるための手がかりはどこにもなかった。何もかもが未知で不透明な中で、不安と怯えばかりが膨らんでいく。孤独で希望のない暗い所へと子どもを抱き抱えて沈み込んでいくようで、ただ恐ろしかった。

だから親は、「この子は治る」と言ってくれる人を求めてドクター・ショッピングをしたり、

「奇跡の療法」にのめり込んだりするのだと思う。でも本当の希望は、確かなもの、すがりつけるものをやみくもに探しているうちは見つからなかった、とあの頃の自分をふくめ親たちの姿を思い返して、思う。先がどうなるかなんて誰にもわからないことを事実として受け入れることができたときに初めて、少しずつ目の前の「今ここにいる、この子」と向かい合うことができた。「今ここ」の現実と向かい合えば、そこには障害があることもふくめて愛おしいわが子がいて、その子のために自分にしてやれることがあり、親子それぞれの笑顔や泣き顔があり、日々の雑事にバタバタしながら共に暮らす生活の時間がある。本当の希望は、そんなふうに毎日を自分の身体で生きてみることの中にしか見いだせなかった、と思う。

そうして日常を身体で生きることを通して、幸不幸は障害の有無だけで決められるものじゃないということを、私たちは身体で知っていった。「治る」ことだけが希望ではないことを発見していった。そして、「この子の障害は治らないのだろうな」「寝たきりになるのだろうな」というふうに、受け入れがたい現実が少しずつ受け入れられていった。

もちろん、だからといって、もう迷いも不安もつらいこともなくなったわけじゃない。いつも悩ましいことを抱え、何度も深く傷つきながら、それでも心の奥底に悲しみや傷を抱えたままでも日々を楽しく幸せに生きることはできる、と私たちは少しずつ学んだ。子どもの障害を受容できたと思っては、また何かが移ろうたび、何かが起こるたびに新たな受容を迫られ、グルグルと同じところを何度も経巡《へめぐ》りながら、少しずつ障害のある子どもの親として成長していった。そうして、人が生きている日常も人の気持ちも、単純な幸不幸で割り切れるような単色ではなく、常にいろんな色が混じり合っていること、色だけではなく微妙なグラデーションとシェードのあいだで常に移ろっているものなのだということを知った。

そんな年月を経て、私たち重症心身障害のある子どもをもつ親が身をもって知っていることがもうひとつある。人の生き死には人智を超えたところにある、ということだ。この25年間に、うちの娘にも「今度こそダメかもしれない」と思った晩は数え切れないほどあったし、実際に死んでいった子どもたちも何人もいる。仲間内で子どもたちの死を経験し始めた頃、私たちは「次はどこの子だろう、もしかしたらウチの子だろうか」と疑心暗鬼に駆られて、内心で子どもたちを重症度や体の弱さで順に並べてみたりしたものだった。けれど、この子たちは決して障害の重い順、弱い順に死んでいくわけじゃない。とても重度で長くは生きられないだろうと誰もが思っていた子がある年齢から急に元気になることもあるし、それほど重度なわけでもなく障害があるなりに元気だった子が、ある日突然に体調を崩し、あっという間に逝ってしまったりもする。同じように重い障害を負って生まれてきて、あの子が死んで、この子がまだ生きていることの不思議を説明することなど、誰にもできない。

そして本当は、それは障害のない人だって同じことだ。人の生き死には、人智を超えたところにある。生きているということは、本当は誰にとってもいつ死ぬかわからない不確かなことだ。

人生の先に不確かなものが何もない人など、一体どこにいるだろう。

私が娘の成長過程を通じて見知ってきた重い障害のある子どもたちは、もちろんすでに成人しているのだけれど、ずっと前から知っているだけに、私にはどうしても「うちの子」と同じように「あの子」「この子」という感じがある。親のあいだにも、障害のある子どもの親同士でなければあり得ないようなつながりがあって、そのためにか、あの子もこの子も、どこかみんな「私らの子」という感じがある。そして、そういう中の誰かが亡くなったという連絡を受けると、いつも、今までに逝ってしまったあの子やこの子の顔がひとつひとつよみがえってくる。ああ、私らの子がまた一人死んでしまった——。そんな気持ちになる。

葬式に行くと、子どもが成人してから滅多に顔を合わせなくなった親仲間がそろって、まるで親の同窓会みたいだ。見知った顔を見つけては、そういえば、あの人の子どもは超重症だけれど、まだ元気で生きている、と気付く。そういえば、あの子もこの子も……指を折ってみれば、ちゃんと生きている子がたくさんいることに、いつも驚かされる。そして、逝《い》ってしまったあの子やこの子を振り返り、いま生きているあの子やこの子のことを頭にめぐらせる。小さく弱い彼らが生きていったひとつひとつのいのち——。小さく弱い彼らが今このときに生きているひとつひとつのいのち——。クソ握りでつぶれたポテトを母親の口に押し込んで、「おいっしーね、ねっ、おかーさん！」と、まっすぐのぞきこんでくる海の、キラキラ輝く目——。それらがひとつずつ、みんな、かけがえがなく、愛おしい、と思う。そんないのちに、「生きるに値する命」も

「質」もへったくれもあるものか、と、ゴジラが火を噴くような激しさで思う。

障害があろうとなかろうと、どんなに重い障害があろうと、生きてはならない人なんて、どこにもいない。重い障害を負った私らの子は、次々に死んでいくようにも見えるけれど、本当は障害のあるなしとは無関係に、誰がいつ死ぬかなんて、誰にもわかりはしない。だから、世の中の小さく弱いものたちが今このときにも精いっぱいに生きているいのちに向かって、そして私たちが生きているこの世界に向かって、祈りをこめて呼びかけてみる。

生きてこの世にあるかぎり、みんな、生きてこの世にある命を、誰はばかることなく、ただ生きて、あれ――。そんな「いのち」を、せめておおらかに懐に抱ける人の世であれ――。

【注】

（1）http://www.nbcnews.com/id/13302109/#.UYBqv0rOeJI
（2）Science and Technology Options Assessment: HUMAN ENHANCEMENT STUDY, STOA（Science and Technology Options Assessment, European Parliament, May 2009）
（3）http://blogs.yahoo.co.jp/spitzibara/56177530.html
（4）http://www.guardian.co.uk/science/2008/may/20/stemcells.medicalresearch1
（5）http://www.grassley.senate.gov/news/Article.cfm?customel_dataPageID_1502=18901
（6）http://www.washingtonpost.com/business/economy/as-drug-industrys-influence-over-research-grows-so-does-the-potential-for-bias/2012/11/24/bb64d596-1264-11e2-be82-c3411b7680a9_story.html
（7）http://articles.washingtonpost.com/2013-03-11/business/37624072_1_journals-e-mail-account-lin

（8）http://blogs.yahoo.co.jp/spitzibara/28273337.html
（9）http://articles.washingtonpost.com/2009-01-31/news/36846421_1_trovan-pfizer-nigerian-laws
（10）http://blogs.yahoo.co.jp/spitzibara/62577577.html
（11）http://www.patriciaebauer.com/2009/01/30/study-prenatal-genetic-testing-8844/
（12）http://news.bbc.co.uk/2/hi/health/7918296.stm
（13）http://news.bbc.co.uk/2/hi/health/7819651.stm
（14）http://www.medicalnewstoday.com/articles/257699.php
（15）http://www.medicalnewstoday.com/releases/213790.php
（16）http://articles.washingtonpost.com/2009-02-24/news/36870513_1_lap-band-surgery-lap-band-weight-loss-surgery
（17）http://www.nydailynews.com/life-style/mom-approves-7-year-old-plastic-surgery-pin-back-ears-avoid-schoolyard-bullying-article-1.110078
（18）http://www.nytimes.com/2007/01/26/opinion/26iht-edsinger.4356144.html
（19）http://opinionator.blogs.nytimes.com/2012/01/28/are-we-ready-for-a-morality-pill/, http://ieet.org/index.php/tpwiki/Moral_Enhancement
（20）http://www.mencap.org.uk/sites/default/files/documents/2008-03/DBIreport.pdf)
（21）http://www.ombudsman.org.uk/improving-public-service/reports-and-consultations/reports/health/six-lives-the-provision-of-public-services-to-people-with-learning-disabilities
（22）http://www.mencap.org.uk/sites/default/files/documents/2009-03/mark_briefing.pdf
（23）http://www.guardian.co.uk/society/2012/jan/02/nhs-accused-disabled-patient-deaths?CMP=EMCNEWEML1355
（24）http://www.mencap.org.uk/news/article/1200-avoidable-deaths

（25）http://www.ndrn.org/images/Documents/Resources/Publications/Reports/Devaluing_People_with_Disabilities.pdf
（26）http://www.ndrn.org/en/about/about-ndrn/26-our-history.html
（27）http://www.nytimes.com/2011/01/01/health/01care.html?pagewanted=all&_r=0
（28）http://www.painanddementia.ualberta.ca/
（29）細谷亮太　２０１２「小児における終末期医療」安藤泰至・高橋都責任編集『シリーズ生命倫理学　第４巻　終末期医療』丸善出版　87ページ。
（30）日本弁護士連合会は２０１１年10月７日付で「患者の権利にかんする法律の制定を求める決議」を発表し、「今日、医療は多くの重要な課題を抱え、患者の権利が十分に保障されていない状況にある」と指摘。４つの課題を挙げているが、その２つめは「インフォームド・コンセント原則が十分に実践され患者の自己決定権が実質的に保証されなければならない」。
http://www.nichibenren.or.jp/activity/document/civil_liberties/year/2011/2011_2.html
（31）http://www.sociology.leeds.ac.uk/assets/files/research/circle/151111-6121-circle-newapproaches-complete-report-web.pdf
（32）http://carersjapan.com/
（33）http://www.nbcnews.com/id/35463644/ns/health-health_care/#.UZHmekrOeJI
（34）http://www.notdeadyet.org/2008/03/peter-singer-slippery-mind.html
（35）http://www.express.co.uk/posts/view/246723/Dr-Death-I-don-t-care-where-Dignitas-patients-ashes-are
（36）前掲　ウィルキンソン&サヴレスキュ　２０１０。

あとがき

娘が生まれてからずっと、私は医療にモンクの多い母親だった。多少おおげさなものの言い方を許してもらえれば、ずっと医療と闘ってきた、という気がする。その過程で何があり、どのように「闘って」きたかについては、2冊の手記にくわしく書いているのでここでは省略するけれど、医療の中にある、いかんともしがたい「届かなさ」に、ずっと挑み続けてきた、という思いがある。それは、私たち親子と関わる専門職にとって、私は常にたいそう厄介な母親だったということだろう。けれど振り返ってみると、不思議なことに、その「届かなさ」に必死で挑んでいくたび、誰か医師や看護師やセラピストがちゃんと「届く」ところにいてくれて、私が必死の思いで伸ばした手は、いつも医療の中から差し伸べられる手と出会うことができた。考えてみれば、私はなんと多くの稀有《けう》な出会いに恵まれてきたことだろう。その体験が、医療への信頼を失ってしまいたくないという私の思いの根っこなのかもしれない。その体験がなかったら、これはきっと書けなかった本なのだと思う。

そしてもうひとつ、この本を書くことを可能にしてくれたものは、やはり医師との新たな出会い、『重い障害を生きるということ』(岩波新書)の著者、髙谷清先生との大きな出会いだった。2年前、『アシュリー事件』という本を書いた直後に手にしたその新書の帯にあったのは、「『生きているのがかわいそう』なのか?」という問い——。見た瞬間、目がくぎ付けになった。アシュリー事件のようなことが起こったりパーソン論や功利主義的なものいいが声高《こわだか》になり、いのちが切り捨てられようとするこの時代に、この国の重い障害のある人たちの医療と福祉をけん引してきた一人の医師と、重い障害のある子どもを持つ一人の母親が、ほとんど時期を同じくして、まったく同じ問題意識と危機感からそれぞれに本を書いていたのだということに、天啓に打たれたような衝撃があった。

著者は重い障害のある子どもたちに対して同じ人として温かく細やかなまなざしを注ぎ、子どもたちの「身になって」みようとしながら、医師としての客観的思考や科学的な分析をそこに重ねて、「重い障害を生きる」とはどういうことなのかをていねいに考察していく。これほど深く温かいまなざしを重い障害のある子どもたちに注ぐ医師を、私は他に知らない。若い頃に「医療に対する怨嗟《えんさ》の声」の洗礼を受け、その中から学ぶうちに、それらを「恨《うら》み節」ではなく医療に対する「ラブコール」と受け止めるようになった、という体験も書かれていた。そこから著者は「障害のある人にとっては、医療というのは病気を治したり障害を軽くするために存在するのではなく、本人から生活を奪う存在になっているのではないか、ときに人権を侵害している」のでは、との気付きを得ていく。私が伸ばしてきた手と同じところに向かって、医療の中から伸ばされている思慮深く力強い手が、ここにある……。大きな出会いの直感があった。

その直感は現実となり、それから1年ほど経った去年の暮れ、私は京都で髙谷清先生と大月書店の松原忍氏と会っていた。髙谷先生はそれまでもパーソン論に警告を発する文章を書かれるたびに私が書いたものを引用してくださっていたが、『アシュリー事件』や『現代思想』（2012年6月号）の論考では書き切れていないものを「1冊の本にまとめてはどうですか」と言われ、松原氏を紹介してくださったのだった。構成や内容について何時間も語り合い、熱く刺激的な議論の夜だった。原稿を書く段階でも、お2人から多くの貴重な示唆をいただいた。

医師である髙谷先生と患者家族である私がこうして出会い、その出会いと協働からこの本が生まれたことは、ウーレットの「対話への提言」が決して単なる理想論ではないことの、何よりの証《あかし》ではないだろうか。医療の中にある「届かなさ」を超えるものへの希望ではないだろうか。互いに相手の「届かなさ」にときに焦《じ》れながらも、ときにわずかに何かが「届く」ことに素直に感動できる日があるならば、その希望を失わずにいたい、と思う。ともすれば日々のニュースに絶望しそうな時代に、そう思わせてもらえる髙谷先生との出会いに、心からの感謝を。そしてこの本を書くにあたって先生と松原さんから頂いたお力添えにも、厚くお礼申し上げます。

なお、本書は5月末時点の情報にもとづいて書かれており、その後も「死の自己決定権」と「無益な治療」論をめぐる世界の状況は急速に変わりつつあります。その後については拙ブログの方で多少のことを拾っておりますので、ご訪問いただければ幸いです。

2013年夏

児玉真美

■資料　尊厳死法案

終末期の医療における患者の意思の尊重に関する法律案（仮称）

●第1案（未定稿）

（趣旨）

第一条　この法律は、終末期に係る判定、患者の意思に基づく延命措置の不開始及びこれに係る免責等に関し必要な事項を定めるものとする。

（基本的理念）

第二条　終末期の医療は、延命措置を行うか否かに関する患者の意思を十分に尊重し、医師、薬剤師、看護師その他の医療の担い手と患者及びその家族との信頼関係に基づいて行われなければならない。

2　終末期の医療に関する患者の意思決定は、任意にされたものでなければならない。

3　終末期にある全ての患者は、基本的人権を享有する個人としてその尊厳が重んぜられなければならない。

（国及び地方公共団体の責務）
第三条　国及び地方公共団体は、終末期の医療について国民の理解を深めるために必要な措置を講ずるよう努めなければならない。

（医師の責務）
第四条　医師は、延命措置の不開始をするに当たっては、診療上必要な注意を払うとともに、終末期にある患者又はその家族に対し、当該延命措置の不開始の方法、当該延命措置の不開始により生ずる事態等について必要な説明を行い、その理解を得るよう努めなければならない。

（定義）
第五条　この法律において「終末期」とは、患者が、傷病について行い得る全ての適切な医療上の措置（栄養補給の処置その他の生命を維持するための措置を含む。以下同じ。）を受けた場合であっても、回復の可能性がなく、かつ、死期が間近であると判定された状態にある期間をいう。
2　この法律において「延命措置」とは、終末期にある患者の傷病の治癒又は疼痛等の緩和ではなく、単に当該患者の生存期間の延長を目的とする医療上の措置をいう。
3　この法律において「延命措置の不開始」とは、終末期にある患者が現に行われている延命措置以外の新たな延命措置を要する状態にある場合において、当該患者の診療を担当する医師が、当該新たな延命措置を開始しないことをいう。

（終末期に係る判定）

第六条　前条第一項の判定（以下「終末期に係る判定」という。）は、これを的確に行うために必要な知識及び経験を有する二人以上の医師の一般に認められている医学的知見に基づき行う判断の一致によって、行われるものとする。

（延命措置の不開始）

第七条　医師は、患者が延命措置の不開始を希望する旨の意思を書面その他の厚生労働省令で定める方法により表示している場合（当該表示が満十五歳に達した日後にされた場合に限る。）であり、かつ、当該患者が終末期に係る判定を受けた場合には、厚生労働省令で定めるところにより、延命措置の不開始をすることができる。

（延命措置の不開始を希望する旨の意思の表示の撤回）

第八条　延命措置の不開始を希望する旨の意思の表示は、いつでも、撤回することができる。

（免責）

第九条　第七条の規定による延命措置の不開始については、民事上、刑事上及び行政上の責任（過料に係るものを含む。）を問われないものとする。

（生命保険契約等における延命措置の不開始に伴い死亡した者の取扱い）
第十条　保険業法（平成七年法律第百五号）第二条第三項に規定する生命保険会社又は同条第八項に規定する外国生命保険会社等を相手方とする生命保険の契約その他これに類するものとして政令で定める契約における第七条の規定による延命措置の不開始に伴い死亡した者の取扱いについては、その者を自殺者と解してはならない。ただし、当該者の傷病が自殺を図ったことによるものである場合には、この限りでない。

（終末期の医療に関する啓発等）
第十一条　国及び地方公共団体は、国民があらゆる機会を通じて終末期の医療に対する理解を深めることができるよう、延命措置の不開始を希望する旨の意思の有無を運転免許証及び医療保険の被保険者証等に記載することができることとする等、終末期の医療に関する啓発及び知識の普及に必要な施策を講ずるものとする。

（厚生労働省令への委任）
第十二条　この法律に定めるもののほか、この法律の実施のための手続その他この法律の施行に関し必要な事項は、厚生労働省令で定める。

（適用上の注意等）

第十三条　この法律の適用に当たっては、生命を維持するための措置を必要とする障害者等の尊厳を害することのないように留意しなければならない。

2　この法律の規定は、この法律の規定によらないで延命措置の不開始をすること及び終末期にある患者に対し現に行われている延命措置を中止することを禁止するものではない。

附　則

1　この法律は、〇〇から施行する。

2　第六条、第七条、第九条及び第十条の規定は、この法律の施行後に終末期に係る判定が行われた場合について適用する。

3　終末期の医療における患者の意思を尊重するための制度の在り方については、この法律の施行後三年を目途として、この法律の施行の状況、終末期にある患者を取り巻く社会的環境の変化等を勘案して検討が加えられ、必要があると認められるときは、その結果に基づいて必要な措置が講ぜられるべきものとする。

理　由

終末期の医療において患者の意思が尊重されるようにするため、終末期に係る判定、患者の意思に基づく延命措置の不開始及びこれに係る免責等に関し必要な事項を定める必要がある。これが、この法律案を提出する理由である。

●第2案（未定稿）

（趣旨）

第一条　この法律は、終末期に係る判定、患者の意思に基づく延命措置の中止等及びこれに係る免責等に関し必要な事項を定めるものとする。

（基本的理念）

第二条　終末期の医療は、延命措置を行うか否かに関する患者の意思を十分に尊重し、医師、薬剤師、看護師その他の医療の担い手と患者及びその家族との信頼関係に基づいて行われなければならない。

2　終末期の医療に関する患者の意思決定は、任意にされたものでなければならない。

3　終末期にある全ての患者は、基本的人権を享有する個人としてその尊厳が重んぜられなければならない。

（国及び地方公共団体の責務）

第三条　国及び地方公共団体は、終末期の医療について国民の理解を深めるために必要な措置を講ずるよう努めなければならない。

（医師の責務）

第四条　医師は、延命措置の中止等をするに当たっては、診療上必要な注意を払うとともに、終末期にある患者又はその家族に対し、当該延命措置の中止等の方法、当該延命措置の中止等により生ずる事態等について必要な説明を行い、その理解を得るよう努めなければならない。

（定義）

第五条　この法律において「終末期」とは、患者が、傷病について行い得る全ての適切な医療上の措置（栄養補給の処置その他の生命を維持するための措置を含む。以下同じ。）を受けた場合であっても、回復の可能性がなく、かつ、死期が間近であると判定された状態にある期間をいう。

2　この法律において「延命措置」とは、終末期にある患者の傷病の治癒又は疼痛等の緩和ではなく、単に当該患者の生存期間の延長を目的とする医療上の措置をいう。

3　この法律において「延命措置の中止等」とは、終末期にある患者に対し現に行われている延命措置を中止すること又は終末期にある患者が現に行われている延命措置以外の新たな延命措置を要する状態にある場合において、当該患者の診療を担当する医師が、当該新たな延命措置を開始しないことをいう。

（終末期に係る判定）

第六条　前条第一項の判定（以下「終末期に係る判定」という。）は、これを的確に行うために必要な知識及び経験を有する二人以上の医師の一般に認められている医学的知見に基づき行う判断の一致によって、行われるものとする。

（延命措置の中止等）
第七条　医師は、患者が延命措置の中止等を希望する旨の意思を書面その他の厚生労働省令で定める方法により表示している場合（当該表示が満十五歳に達した日後にされた場合に限る。）であり、かつ、当該患者が終末期に係る判定を受けた場合には、厚生労働省令で定めるところにより、延命措置の中止等をすることができる。

（延命措置の中止等を希望する旨の意思の表示の撤回）
第八条　延命措置の中止等を希望する旨の意思の表示は、いつでも、撤回することができる。

（免責）
第九条　第七条の規定による延命措置の中止等については、民事上、刑事上及び行政上の責任（過料に係るものを含む。）を問われないものとする。

（生命保険契約等における延命措置の中止等に伴い死亡した者の取扱い）
第十条　保険業法（平成七年法律第百五号）第二条第三項に規定する生命保険会社又は同条第八項に規定する外

国生命保険会社等を相手方とする生命保険の契約その他これに類するものとして政令で定める契約における第七条の規定による延命措置の中止等に伴い死亡した者の取扱いについては、その者を自殺者と解してはならない。ただし、当該者の傷病が自殺を図ったことによるものである場合には、この限りでない。

（終末期の医療に関する啓発等）

第十一条　国及び地方公共団体は、国民があらゆる機会を通じて終末期の医療に対する理解を深めることができるよう、延命措置の中止等を希望する旨の意思の有無を運転免許証及び医療保険の被保険者証等に記載することができることとする等、終末期の医療に関する啓発及び知識の普及に必要な施策を講ずるものとする。

（厚生労働省令への委任）

第十二条　この法律に定めるもののほか、この法律の実施のための手続その他この法律の施行に関し必要な事項は、厚生労働省令で定める。

（適用上の注意等）

第十三条　この法律の適用に当たっては、生命を維持するための措置を必要とする障害者等の尊厳を害することのないように留意しなければならない。

2　この法律の規定は、この法律の規定によらないで延命措置の中止等をすることを禁止するものではない。

附則

1　この法律は、○○から施行する。

2　第六条、第七条、第九条及び第十条の規定は、この法律の施行後に終末期に係る判定が行われた場合について適用する。

3　終末期の医療における患者の意思を尊重するための制度の在り方については、この法律の施行後三年を目途として、この法律の施行の状況、終末期にある患者を取り巻く社会的環境の変化等を勘案して検討が加えられ、必要があると認められるときは、その結果に基づいて必要な措置が講ぜられるべきものとする。

理由

終末期の医療において患者の意思が尊重されるようにするため、終末期に係る判定、患者の意思に基づく延命措置の中止等及びこれに係る免責等に関し必要な事項を定める必要がある。これが、この法律案を提出する理由である。

著者略歴

児玉真美

（こだま・まみ）1956年生まれ、広島県在住。京都大学卒業。米国カンザス大学にてマスター取得。英語の教師（高校、大学）として勤務の後、現在、翻訳・著述業。長女に重症心身障害がある（現在25歳）。

著書『私は私らしい障害児の親でいい』（ぶどう社）、『アシュリー事件―メディカル・コントロールと新・優生思想の時代』（生活書院）、『海のいる風景―重症心身障害のある子どもの親であるということ』（生活書院）。

主な訳書『春待つ家族』（講談社）、『天使の人形』（偕成社）ほか。

2006年から雑誌『介護保険情報』（社会保険研究所）に連載「世界の介護と医療情報」を執筆。2007年から、ブログ「Ashley事件から生命倫理を考える」で世界の情報を発信している。

死の自己決定権のゆくえ

尊厳死・「無益な治療」論、臓器移植

2013年8月23日　第1刷発行
2019年1月25日　第3刷発行

定価はカバーに表示してあります

◉著者――児玉真美
◉発行者――中川　進
◉発行所――株式会社　大月書店
〒113-0033　東京都文京区本郷2-27-16
電話（代表）03-3813-4651
振替00130-7-16387・FAX03-3813-4656
http://www.otsukishoten.co.jp/
◉印刷――有限会社祐光
◉製本――中永製本

ISBN 978-4-272-36069-7　C0036 Printed in Japan

本書『死の自己決定権のゆくえ』のテキストデータを提供します

視覚障害、肢体不自由などの理由で読むことが困難な方に本書のテキストデータを提供いたします。希望される方は、本書購入のうえ、以下の方法でお申し込みください。

▶データの提供形式 =CD-R か、メールによるファイル添付（メールアドレスをお知らせください）。

▶データの提供形式・お名前・ご住所を明記のうえ、返信用封筒、下の引換券（コピー不可）および 200 円切手（メールによるファイル添付の場合不要）を同封のうえ弊社までお送りください。

▶本書内容の複製は点訳・音訳データなど視覚障害の方のための利用に限り認めます。内容の改変や流用、転載、その他営利を目的とした利用はお断りします。

▶送り先

〒 113-0033
東京都文京区本郷 2-27-16
大月書店編集部　『死の自己決定権のゆくえ』テキストデータ係

キリトリ線

引換券
死の自己決定権のゆくえ